BASTEI LÜBBE

Über die Autoren:

Howard Bronson ist der Verfasser zahlreicher Lebenshilfebücher. Er studierte Journalistik an der Boston University und anschließend Psychologie in Denver. Howard Bronson lebt in Laguna Beach, Kalifornien.

Mike Riley hat ebenfalls Journalistik studiert und ist Geschäftsführer einer Unternehmensberatung.

Howard Bronson
und Mike Riley

Goodbye Herz Schmerz

In 30 Tagen zurück ins Leben

Aus dem Amerikanischen von
Michael Benthack

BASTEI
LÜBBE

BASTEI LÜBBE TASCHENBUCH
Band 66395

1. Auflage: Oktober 2004

Bastei Lübbe Taschenbücher ist ein Imprint
der Verlagsgruppe Lübbe

Deutsche Erstveröffentlichung

Die amerikanische Ausgabe erschien 2002 unter dem Titel
How to Heal a Broken Heart in 30 Days bei Broadway Books,
a division of Random House, Inc., New York

Dieses Werk wurde vermittelt durch die Literarische Agentur
Thomas Schlück GmbH, 30827 Garbsen
Umschlaggestaltung und Titelillustration:
Bianca Sebastian
Satz: Textverarbeitung Garbe, Köln
Druck und Verarbeitung: GGP Media GmbH, Pößneck
Printed in Germany
ISBN 3-404-66395-0

Dieses Buch ist unseren Kindern gewidmet.

Inhalt

Einleitung

»Leb wohl!« Ein merkwürdiger Anfang für ein Buch, oder? Doch mit einem »Leb wohl!« beginnt die Zeit, in der Ihnen dieses Buch von großem Nutzen sein kann. Sobald Sie so bedeutungsvolle Worte wie »Leb wohl« aussprechen – im Sinne von »Endlich ist es vorbei!«, »Es gibt kein ›uns‹ mehr!«, »Ich werde nicht in die Beziehung zurückkehren! Ich kann es nicht! Und ich will es auch nicht!« –, dann schließt sich eine Tür zum allerletzten Mal, oder es wird ein Telefonhörer auf die kalte, harte Gabel gelegt, und danach bleibt nur das Schweigen und der Schmerz eines letzten Abschieds zurück. Es ist noch zu früh, sich der Hoffnung hinzugeben, nun sei die Zeit gekommen, in seinem Leben einfach so weiterzumachen, es ist aber nicht zu früh für dieses Buch.

Denjenigen von uns, die das Glück hatten, ohne den Verlust eines Freundes oder einer Freundin, eines Elternteils oder eines nahen Angehörigen aufzuwachsen, wird das Ende der ersten Liebesbeziehung häufig den ersten tiefen Seelenschmerz bereiten. Ganz gleich, wie viele Male wir uns noch dem gleichen Schmerz gegenübersehen mögen – als psychisch gesunden Menschen ist uns klar, dass der Verlust einer Liebesbeziehung untrennbar mit seelischem Leid verbunden ist.

Sie lesen jetzt dieses Buch, und wahrscheinlich sehen Sie sich zum ersten oder wiederholten Mal mit einem solchen Schmerz konfrontiert. Deswegen haben Sie ja das Buch gekauft; es soll Ihnen als Ratgeber helfen, sich weniger verzweifelt und allein zu fühlen, und stattdessen Hoffnung und Zuversicht wecken – und das alles in nur dreißig Tagen. Das wird es, aber erwarten Sie bitte nicht, dass dieser Prozess vollkommen geradlinig verlaufen wird: Sie werden sich nicht unbedingt mit jedem neuen Tag besser fühlen. Es wird Zeiten geben, da Ihre Genesung wehtut. Wer sich Frostbeulen zugezogen hat und an einen viel wärmeren Ort kommt, hat auch dann zunächst noch Schmerzen, bevor seine normale Empfindungsfähigkeit zurückkehrt.

Für wen dieses Buch geschrieben ist

Dieser Ratgeber richtet sich an alle, die das Ende einer Liebesbeziehung durchgemacht haben und sich schneller davon erholen möchten. Dabei spielt es keine Rolle, ob man selbst oder der Partner die Trennung beschlossen hat. Es ist nicht einmal wichtig, ob Sie den/die Expartner/in wegen eines anderen oder einer anderen verlassen haben. Wenn Sie mit einem anderen Menschen eine besonders intensive Zweisamkeit gelebt haben, die jetzt zu Ende ist, erleiden Sie einen Verlust, der in seiner Größe dem gleichkommt, was diese Beziehung früher einmal für Sie bedeutet hat. Und wenn Sie aus den Fehlern, die beim Umgang mit diesem Verlust eine Rolle spielen können, nicht lernen, dann werden Sie von diesen Fehlern auf eine eigenartig vertraute Art weiter verfolgt werden.

Ein Verlust kann eine Vielzahl ganz unterschiedlicher negativer Gefühle hervorrufen. Was Sie im Einzelnen empfinden, wird dabei von der Art und Weise der Trennung abhängen. Scham, Trauer und Angst, Einsamkeit und Wut, Eifersucht, Rachsucht, Verachtung und Demütigung sind nur einige dieser dunklen Emotionen und können sich durchaus überlagern. Doch wenn diese Gefühle Sie nicht in die Knie zwingen und Ihnen klar ist, dass der Schmerz mit der Zeit vorübergehen wird, können wir Ihnen helfen.

Drei Erkenntnisse führen alle, die einen Verlust in der Liebe erlitten haben, aus ihrem Trennungsschmerz hinaus:

- »Meine einst bedeutendste Liebesbeziehung ist jetzt wirklich vorbei.«
- »Das Ende der Beziehung bereitet mir seelischen Schmerz.«
- »Ich möchte dieses Leiden so schnell wie möglich auf vernünftige und produktive Weise beenden.«

Beachten Sie: Der Heilungsprozess erfordert es zuallererst, dass Sie einsehen und akzeptieren, dass die Partnerschaft zu Ende ist.

Aus und vorbei, und zwar endgültig.

Wenn Sie glauben, Sie beide könnten nach dem Ende Ihrer Ehe oder Beziehung sofort »einfach Freunde« werden, dann raten wir Ihnen als Erstes, sich von dieser Vorstellung ganz schnell zu verabschieden. Denn auch wenn die gefühlsmäßige Bindung, die einer Partnerschaft zugrunde liegt, endgültig gelöst ist, dauert es fast immer eine gewisse Zeit, bis die Person, die sich »weggeworfen« fühlt, ihr inneres Gleichgewicht wiedererlangt.

Für wen dieses Buch nicht geschrieben ist

Sie müssen der Wahrheit ins Auge sehen und sich eingestehen, dass Ihre Beziehung zu Ende ist, damit Sie dieses Buch sinnvoll nutzen können. Dieses Buch wendet sich nicht an Menschen, die sich selbst betrügen wollen. Gelegentliche intime Treffen mit Ihrem Expartner dürfen Sie sich nicht mehr leisten. Und Sie können mit ihm auch nicht mehr unter einem Dach wohnen. (Menschen, die diesen Fehler begangen haben, können davon haarsträubende Horrorgeschichten erzählen.) Missbrauchen Sie finanzielle Schwierigkeiten nicht als Ausrede, um weiter zusammenzuleben. Ziehen Sie aus, jetzt, solange Sie es noch können. Legen Sie den Ring, das Foto mit dem »niedlichen Paar« und sonstige Hinweise auf die alte Beziehung weg. Das bedeutet auch, dass Sie den anderen nicht mehr spät am Abend anrufen dürfen, »weil ich ja so einsam bin«, oder, schlimmer noch, die Nummer des Expartners wählen, sich aber nicht melden, weil Sie nur mal seine Stimme hören wollen: »Hallo? Hallo? Hallo?« (Klick.)

Je länger Sie es aufschieben, sich dem Schmerz zu stellen, desto schwieriger wird es, mit ihm fertig zu werden.

Und wenn Sie sich dabei ertappen, dass Sie Ihrem ehemaligen Partner auflauern, um diesen Menschen, den Sie verloren haben, noch einmal zu sehen, holen Sie bitte rasch professionellen Rat ein. Jemandem nachzustellen stellt eine bedrohliche Form einer möglicherweise gefährlichen Aggression dar. Um einen Ausdruck von Liebe handelt es sich keineswegs.

Dieses Buch sollte nicht das einzige Hilfsmittel sein, das Menschen mit tief reichenden und anhaltenden seelischen Verletzungen zu Rate ziehen. Das trifft vor allem für Personen zu, die …

- süchtig sind, ob nun nach Sex, Drogen oder Alkohol. Vergessen Sie nicht, dass es einem Süchtigen leicht fällt, seine Abhängigkeit zu leugnen und sich dahinter zu verstecken. Wenn Sie diesbezüglich Zweifel haben, möchten wir Sie eindringlich bitten, mit einem Freund oder Verwandten zu sprechen, der Sie gut kennt. Fragen Sie ihn, ob er den Eindruck hat, dass Sie ein Suchtproblem haben. Hören Sie genau zu, und nehmen Sie die notwendige Hilfe und Unterstützung an. Nur so lernen Sie, künftig Liebe auf gesunde Art und Weise zu geben und zu nehmen.
- andere – seelisch oder körperlich – missbraucht haben oder selbst Opfer von Missbrauch geworden sind. Wenn Sie Ihrem Partner körperliche Gewalt angetan haben oder selbst misshandelt worden sind, benötigen Sie zusätzliche Hilfe.
- an einer depressiven oder psychotischen Erkrankung leiden. Wer eine lange Vorgeschichte wiederkehrender oder chronischer Depressionen hat, reagiert äußerst verletzlich, wenn eine Beziehung scheitert.
- von unkontrollierbaren Triebimpulsen heimgesucht werden, sich selbst oder anderen Gewalt anzutun.

Wir möchten allen Leserinnen und Lesern, die in eine oder mehrere dieser Kategorien fallen, zumindest eindringlich raten, sich Hilfe zu holen. Auf unserer preisgekrönten Website http://www.byebyelove.com finden Sie (in englischer Sprache) eine Vielzahl von Organisationen, die Kontakte zu Menschen mit ähnlichen Problemen vermitteln. Über unsere Internetadresse können Sie darüber hinaus erfahrene Therapeuten finden, die Ihnen bei der Bewältigung der Trennung helfen können. Außerdem finden Sie im Anhang dieses Buches weitere Ansprechpartner und Internetlinks. Ganz wichtig: Auch das Gespräch mit Ihrem Hausarzt kann zur Problemlösung beitragen.

Warum Sie den Kontakt abbrechen müssen

Wenn die Beziehung wirklich zu Ende ist, müssen Sie sich die Chance geben, völlig zu genesen. Die Person, von der Sie sich getrennt haben, ist jetzt eine Art Droge für Sie. Noch ein »Schuss«, und Ihre Sucht wird bestehen bleiben. Akzeptieren Sie, dass es zwischen Ihnen beiden aus ist, und zwar jetzt.

Bei manchen wird sich der notwendige Prozess zur Beendigung des Kontakts mit dem Expartner quälend langsam vollziehen. Dies gilt insbesondere dann, wenn es zur Scheidung kommt. Es kann ein ganzes Leben dauern, bis der Preis für solche Trennungen entrichtet ist. Bedenken und nachträgliche Zweifel sind völlig normal und oft auch klug. Doch wenn der endgültige Abschied für beide Seiten eindeutig die einzige Möglichkeit darstellt, aktiv danach zu streben, irgendwann wieder wirklich glücklich zu sein, ist ein vollständiger Bruch der beste und häufig auch einzige Weg. Machen Sie sich keine Hoffnungen, Sie könnten das Drehbuch für eine perfekte Trennung schreiben – so etwas gibt es nicht. Wenn die Zeit gekommen ist, Schluss zu machen, dann tun Sie's einfach, und gehen Sie weiter Ihren Weg.

Wollen Sie die Chance haben, eines Tages mit dem Expartner eine neue Beziehung einzugehen? Das ist möglich. Es kommt gar nicht selten vor, dass Ehepartner nach einer Scheidung ein zweites Mal heiraten. Doch bevor dies auf einer festen und dauerhaften Grundlage geschehen kann, müssen Sie beide sich die Chance geben, zu einer unverbrauchten, beständigen Liebesbeziehung zurückzufinden. Halten Sie sich vom Expartner fern, solange Ihre Wunden heilen. Es gibt nur zwei Gründe, weshalb Sie beide nach der Trennung in Verbindung bleiben sollten: das Wohl der Kinder und die Aufteilung des gemeinsamen Vermögens. Wenn Sie in derselben Firma arbeiten, suchen Sie sich einen neuen Job, oder lassen Sie sich in eine Abteilung versetzen, in der sich der Kontakt auf ein Minimum begrenzen lässt. Was immer Sie auch tun, suchen Sie auf keinen Fall nach Gelegenheiten, dem früheren Partner unnötig oft zu begegnen.

Woran erkennt man, dass der Heilungsprozess eingesetzt hat? Wenn Sie eine Stunde, idealerweise einen ganzen Tag lang nicht mehr an den erlittenen Verlust denken müssen. Wenn Sie zu der Erkenntnis kommen, dass Ihr Expartner insgesamt doch ein anständiger Mensch ist. Sie haben die Trennung erst dann ganz überwunden, wenn Sie vergeben und auch vergessen können.

Mithilfe dieses Ratgebers kann Ihnen dies in einem vertretbaren Zeitraum gelingen. Setzen Sie unsere Vorschläge praktisch um, und Sie werden Ihrem Ziel schon nach dreißig Tagen ein gutes Stück näher gekommen sein.

Was dieses Buch verspricht

Wir behaupten nicht, dass unsere Methode ein sicheres Programm zur Linderung Ihres Schmerzes ist. Trauer und persönliche Weiterentwicklung vollziehen sich bei jedem Menschen und in jeder Beziehung, die zu Ende geht, anders. Natürlich wäre es unklug, wenn Sie versuchen würden, Ihre Gefühle zu unterdrücken, nur um irgendeinen Zeitplan für Ihre seelische Genesung einzuhalten.

Die meisten Menschen, deren psychische Verfassung stabil ist und die sich unserer Methode bedienen, sehen jedoch rund einen Monat nach dem Ende der Beziehung Licht am Ende des Tunnels, und zwar auch dann, wenn die Partnerschaft sehr lange bestand. Vielleicht werden Sie nach dieser Zeit noch immer Höhen und Tiefen erleben, aber die »emotionale Achterbahnfahrt« sollte Ihnen keine Übelkeit mehr verursachen.

Selbst wenn Sie unsere Methode nicht nutzen, werden Freunde und Angehörige Ihren Status als »armes Opfer« nach einem Monat allmählich nicht mehr akzeptieren. Mitleidsbekundungen werden nachlassen und möglicherweise den Anreiz verringern, sich an die Märtyrerrolle zu klammern. Bei den meisten Menschen setzt nach einem Monat der normale Trauer- und Heilungsprozess mit seinen üblichen Phasen ein. Natürlich gibt es Ausnahmen, ein verfrühter Tod zum Beispiel oder wenn zur Wahrung Ihrer Rechte komplizierte und zermürbende Verhandlungen mit Scheidungsanwälten erforderlich sind.

Doch von solchen Fällen einmal abgesehen, wird es Ihre Aussicht zu genesen deutlich erhöhen, wenn Sie dieses Buch nutzen. Wenn Sie unsere Methode Tag für Tag sorgfältig anwenden, können Sie Ihre geistige und körperliche Gesundheit für den Rest Ihres Lebens stärken. Sie überwinden Ihr gegenwärtiges Leid – und Sie werden um fundierte neue Einsichten bereichert sein. Möglicherweise entdecken Sie in sich sogar eine erstaunliche neue Stärke und Zähigkeit, und zwar dank Ihrer Willenskraft, die Sie so mobilisieren werden wie noch nie zuvor.

Warum unsere Methode funktioniert

Unser Thema, wie man sich von dem Auseinanderbrechen einer Beziehung erholt, wird bereits in einer ganzen Reihe von Büchern behandelt. In der Regel konzentrieren sich die Tipps in diesen Bänden fast ausschließlich auf die emotionalen Aspekte der Heilung. Sie werden feststellen, dass sich die im vorliegenden Buch angebotenen Ratschläge davon grundlegend unterscheiden.

Wir haben einen viel weiteren Blickwinkel gewählt und uns zudem darum bemüht, das Buch möglichst übersichtlich und leserfreundlich zu gestalten. Es soll gut lesbar sein, gerade für Personen, die mit einem starken seelischen Schmerz belastet sind. Wir versprechen, dass auf diesen Seiten weder enervierende Schönrednerei noch unverständlicher Psychojargon zu finden sind. Der Text soll Ihnen im Kern schlüssige, praktikable Möglichkeiten aufzeigen, wie Sie Ihre negativen Gefühle so nutzen können, dass Sie in Ihrer persönlichen Entwicklung weiter wachsen.

Unsere Vorschläge unterscheiden sich von anderen vor allem durch eines: Sie sind ganzheitlich. Wir stellen Ihnen eine Vielzahl von Hilfsmitteln vor, mit denen Sie Ihren Körper und Ihren Geist wieder in Ordnung bringen können. Mit Hilfe dieser Instrumente werden Sie Ihre größten Feinde in dieser Zeit besiegen: Stress und Verzweiflung, Gefühlszustände, die von einer leichten Niedergeschlagenheit bis zu schweren Depressionen führen können.

Für viele der von uns skizzierten, von Medikamenten völlig freien Methoden zur Überwindung von Stress und Depressionen ist wissenschaftlich belegt, dass sich mit ihnen melancholische Verstimmungen bekämpfen lassen. Andere Verfahren, die wir Ihnen vorstellen, haben sich bereits im Laufe von Jahrhunderten darin bewährt, der Seele Auftrieb zu geben. Manche davon können Sie in die höchsten Regionen emporführen, die unser Bewusstsein erreichen kann.

Wir möchten nicht, dass Sie sich damit begnügen, Ihren Liebeskummer los zu sein. Wir wollen Sie an bessere Möglichkeiten heranführen, das Leben in seiner ganzen Fülle zu erfahren.

So benutzen Sie dieses Buch

Damit Sie aus unserem Ratgeber den größten Nutzen ziehen können, müssen Sie wissen, wie er konzipiert wurde. Wir sind zwei Autoren und bieten unsere Ratschläge in zweifacher Form an. Howard Bronson stellt Ihnen im Ratgeberteil eine Reihe von Überlegungen zum Prozess der Trauer und der persönlichen Weiterentwicklung vor. Sein Rat wird Sie Tag für Tag bei einem Entwicklungsprozess begleiten, durch den Sie aus Ihrem Schmerz heraus zu Einsichten, Vergebung und schließlich Weisheit gelangen.

Mike Riley hat eine Reihe von Tipps zur Selbsthilfe erarbeitet. Diese sollen Ihr Ich stärken. Sie befassen sich unter anderem mit Fragen der Ernährung, des Schlafes, ja sogar der Atmung. Den Tipp auf Seite 39, sich einen Aktionsplan zurechtzulegen, sollten Sie sofort lesen. Er erklärt in allen Einzelheiten, wie Sie die anderen Vorschläge nutzen können.

Wir haben das Buch in 30 Tage gegliedert, weil dieser Zeitraum die Art und Weise unseres Gefühlslebens widerspiegelt. Jeder Monat ähnelt ein wenig einem Roman. Sie können einen Monat auch als vollständigen, vom Mond beeinflussten Zyklus ansehen. Man muss ja nicht gleich Anhänger der Astrologie oder anderer New-Age-Vorstellungen sein, um im Monat mehr als nur ein Symbol zu sehen. Jede Frau weiß, welchen Einfluss ihr Monatszyklus auf ihr Befinden haben kann.

Dieses Buch beruht auf zwei ganz wichtigen Überzeugungen:

1. Wir tragen letztlich für alle Menschen, die in unser Leben treten und es wieder verlassen, Verantwortung.
2. Der Schlüssel zur Lösung all unserer Konflikte liegt darin, wann und wie wir handeln. Als Autoren sind wir dazu da, Ihnen bei der Entscheidung zu helfen, welche Handlungen und Maßnahmen Sie am ehesten aus Ihren Schwierigkeiten herausführen werden.

Wenn Sie in psychotherapeutischer Behandlung sind oder an einer Selbsthilfegruppe teilnehmen, können Sie unser Buch durchaus zusätzlich nutzen. Wir gehen allerdings davon aus, dass die meisten Leserinnen und Leser wohl nur dieses Buch und den Rat von Freunden als Grundstock ihres Do-it-yourself-Programms zur Genesung verwenden.

Am besten nutzen Sie dieses Buch – wie man bei den Anonymen Alkoholikern sagt –, indem Sie sich einen Tag nach dem anderen vornehmen.

Warum sollten Sie sich gerade an uns wenden?

Eine sehr verbreitete, herausfordernde Frage, der wir im Laufe unserer Vorbereitungen zu diesem Buch begegnet sind, lässt sich ungefähr so umschreiben: Was qualifiziert gerade *euch*, Ratschläge zur Genesung nach dem Ende einer Liebesbeziehung zu erteilen? Diese Frage ist aus mehreren Gründen interessant.

Zum einen scheinen die meisten Menschen, die uns auf diese Weise infrage stellen, anzunehmen, dass man bestimmte Qualifikationen benötigt, um anderen bei seelischen Problemen Lösungsvorschläge anbieten zu können. Wir teilen diese Auffassung nicht. Und die Art, wie die meisten Menschen in solchen Situationen handeln, weist darauf hin, dass sie selbst ebenfalls anderer Ansicht sind.

Betrachten Sie die Sache einmal so: Wenn Sie feststellen, dass Sie psychische Probleme haben, suchen Sie vermutlich nicht als Erstes einen Psychotherapeuten auf.

Bevor Sie einen solch gravierenden Schritt tun (dessen Erfolg keineswegs garantiert ist), werden Sie über Ihre Schwierigkeiten wohl eher mit Menschen sprechen, deren Urteil Sie vertrauen. Möglicherweise gehören zu diesen Vertrauenspersonen sogar Fachleute in den Zeitungen, im Fernsehen, Radio oder Internet.

Was uns zu einer weiteren interessanten Infragestellung unserer Kompetenz auf diesem Gebiet bringt: Wir sind Männer, während es sich bei den meisten bekannten Personen, die Ratschläge für den Umgang mit dem Schmerz am Ende einer Partnerschaft erteilen, um Frauen handelt.

Wenn Ihre Familien so sind wie unsere, haben Ihre Angehörigen Ihnen vielleicht schon vorgeschlagen, Sie sollten wegen Ihres Problems »doch mal Papa fragen«. Wenn Ihr Vater unseren verstorbenen Vätern gleicht, dann dürfte er Ihnen jede Menge praktische Vorschläge erteilen. Seine Ansichten, wenngleich von Liebe bestimmt, werden wohl nicht gerade von Mitgefühl überquellen, jedoch um Ausgewogenheit und Objektivität bemüht sein. Das ist genau der Ton, den wir hier anschlagen möchten.

Wenn Sie uns also fragen, was uns dazu qualifiziert, Ihnen zu helfen, dann antworten wir Ihnen, dass wir – aus vielerlei Gründen – zumindest ebenso kompetent sind wie die meisten »Experten«, die den von der Liebe Enttäuschten regelmäßig Rat erteilen.

- Wir beide sind so alt, dass wir selbst eine Reihe erfolgreicher und gescheiterter Partnerschaften durchlebt haben. Riley ist soeben sechzig geworden. Bronson ist zehn Jahre jünger. Dank der sexuellen Revolution und ihren unvermeidlichen Folgen hatten wir beide Gelegenheit, aus nächster Nähe das Erblühen und Verwelken der Ehen und Beziehungen Hunderter unserer Freunde und Kollegen zu beobachten. Wir beide haben gründlich über diese Erfahrungen nachgedacht und glauben, dadurch ein bisschen klüger geworden zu sein.

- Wir haben uns den Glauben bewahrt, dass es möglich ist, eine Liebe zu finden und zu bewahren, die unseren Geist und unsere Seele in Wärme und Freude einzuhüllen vermag. Riley schätzt sich glücklich, einen solchen Menschen in Elizabeth gefunden zu haben, mit der er seit zwanzig Jahren zusammenlebt. Bronson sucht seine Antwort immer noch. Riley schätzt die zunehmend freudige, verantwortungsbewusste und schöpferische Art, mit der Bronson inzwischen an die Suche nach der letzten Liebe seines Lebens herangeht.
- Unsere ersten Ehen gingen auseinander. Die Scheidungen waren nicht besonders angenehm, dafür aber äußerst lehrreich. Wir haben genug gelernt, um zu wissen, dass wir für jeden unserer vielen Fehler einen sehr hohen emotionalen Preis bezahlen mussten.
- Wir beide haben Kinder, Söhne und Töchter im Jugend- und im Erwachsenenalter. Es erfüllt uns mit Stolz, von unseren Kindern so weit respektiert zu werden, dass sie uns häufig um Rat bitten, wenn sie bei ihrer Suche nach Liebe in eine Sackgasse geraten sind.
- Wir sind beide erfahrene Journalisten, die seit vielen Jahren über die Entwicklungen auf dem Gebiet der Psychologie und benachbarter Humanwissenschaften berichten. Wir haben als Autoren und Lektoren für Ärzte und andere im Gesundheitswesen Tätige gearbeitet, darunter Psychotherapeuten und Psychiater unterschiedlicher Fachrichtungen.

Doch genug über uns. Wir freuen uns darauf, all jenen zu helfen, die bereit sind, eine nicht allzu große Menge an Zeit und Energie zu investieren und sich nach unserem Rat zu richten. Einzelne Bestandteile unserer Methode sind von Tausenden Menschen in klinischen Versuchen getestet worden. Und jeder, der sich von unserer Methodik in erheblichem Umfang hat leiten lassen, sagt, dass es ihm danach besser gegangen ist.

Es würde uns freuen, wenn Sie andere an Ihren Erfahrungen und Erfolgen bei der Umsetzung unserer Ratschläge teilhaben ließen. Schicken Sie Ihre Kommentare bitte an folgende Internetadresse: webmaster@byebyelove.com. Und wenn Sie einen Auffrischungskurs oder den neuesten Tipp zur Genesung nach dem Ende einer Beziehung bekommen möchten, besuchen Sie unsere Website unter http://www.byebyelove.com. Wir warten dort auf Sie.

Einstweilen wünschen wir Ihnen aufrichtig alles Gute – und dass Sie rasch Ihre Fähigkeit zurückerlangen, sich in der Liebe wie im Leben klug und frei zu entscheiden.

MIKE RILEY UND HOWARD BRONSON

Tag 1

Unabhängigkeit

Das Karussell der Gefühle

Vermutlich reagieren Sie zunächst mit einem Schock auf das Ende Ihrer Beziehung. Ist der Schock gewichen, folgt die Trauer. Und als Nächstes regt sich dann ein regelrechtes Karussell der Gefühle: »Ich bin frei. – Mir fällt ein Stein vom Herzen. – Trotzdem bin ich zu Tode betrübt. – Ich bin wütend, zuversichtlich, voller Angst.« Vielleicht durchleben Sie nun die unterschiedlichsten Gefühlszustände – von der überwältigenden Freiheit, die Sie am letzten Schultag empfanden, bis hin zum albtraumhaften Gefühl, soeben bei einer wichtigen Prüfung durchgefallen zu sein. Es ist ein einziges Chaos ...

Bitte, entspannen Sie sich. Im Guten wie im Schlechten – Ihre Befreiung ist gekommen: Heute ist der erste Tag Ihres neuen Lebens; Sie sind frei und unabhängig. Haben Sie es erst einmal über sich gebracht, Freunden und Angehörigen von Ihrem Verlust zu erzählen, so ist es mehr als wahrscheinlich, dass Sie Unterstützung finden – zumindest am heutigen Tag.

Aber wappnen Sie sich. Denn schon bald, wenn auch nicht unbedingt – und hoffentlich nicht – am Tag eins Ihrer Genesung, wird irgendein selbst ernannter Ratgeber Sie daran erinnern: »Du musst an dir arbeiten.« Oder, noch simpler ausgedrückt: »Du musst mit *der Arbeit* beginnen.« Und dann kann Ihnen durchaus angst und bange werden. Da ist Ihre kostbare Beziehung gerade zu Ende gegangen, und schon will jemand Sie zu einer Art »Zwangsarbeit« verurteilen. Auch Ihre Ängstlichkeit dürfte sich durch den ernsthaften Ton, in dem dieser grimmige Rat gewöhnlich erteilt wird, nur noch verstärken. Und der Begriff *Arbeit* wird sich bestenfalls so anhören, als würden Sie aufgefordert, Ihrer Mutter im Haushalt zu helfen und Ihren ganzen emotionalen Müll abzuladen. Puh!

Es gibt skeptische Menschen, die bestreiten, dass es nötig ist, diese »Trennungsarbeit« zu erledigen. Sie entgegnen: »*Trennungsarbeit*? Was denn für eine Trennungsarbeit? Ich habe ziemlich lange in einer Beziehung gelebt – meistens war sie schön und lohnend. Und genauso, wie ich nicht an der Beziehung ›gearbeitet‹ habe, will ich jetzt auch nicht an der Trennung ›arbeiten‹.«

Ist der spontane Impuls, das Gerede von der »Beziehungs- und Trennungsarbeit« abzulehnen, etwas, dessen man sich schämen muss? Nein. Stattdessen müssen Sie sich – ganz bewusst – stets daran erinnern, dass es um Ihre gesamte Persönlichkeit geht, einen Menschen, der dazu geschaffen ist, genau der zu sein, der er ist.

Wenn Sie sich unserer Leitung anvertrauen, unternehmen Sie in den folgenden dreißig Tagen eine Reise der Selbsterkenntnis, auf der Sie zu sich selbst zurückfinden. Wir werden Sie dabei nicht mit neuartigen Ideen über die Liebe und die Natur des Menschen überschütten. Stattdessen werden Sie gestärkt, und zwar ohne jede Arbeit. Wer seine Muskulatur aufbauen will, geht ins Fitnessstudio. Er trainiert. Wir bieten Ihnen hier eine geistige Wohlfühloase für Ihre verletzten Gefühle. Sie soll Ihnen helfen, die heilende Kraft und die Fähigkeit Ihres Willens zu erkennen und die Stücke Ihres gebrochenen Herzens wieder zusammenzufügen.

Hilfe, die verletzen kann

Stimmt es eigentlich, dass wir nach einer Trennung an uns »arbeiten« müssen? Wenn ja, wie lange? So wie manche Leute über diese »Trauerarbeit« reden, könnte man annehmen, es handele sich um eine Art Strafe.

Sie haben eine Liebe verloren oder sind ihr entwachsen – mehr ist nicht passiert! Jetzt müssen Sie sich auf das Abenteuer der Heilung einlassen. Warum sollten Sie dafür Zwangsarbeit leisten? Es kann durchaus sein, dass solche Vorstellungen von der »Trauerarbeit« möglicherweise ein zunehmendes Gefühl des Eingesperrtseins auslösen, und dieses Gefühl vergrößert nur noch Ihren Schmerz und Ihre Verwirrung.

Manche Leute werden Ihnen wohlfeile Rezepte anbieten, von denen Ihnen jedoch nur wenige unmittelbar und in allen Teilen einleuchten dürften. Ihre einzige Gewissheit ist, dass Sie leiden, wirklich leiden, in diesem Augenblick. Das, was Ihnen früher Trost gab, ist Ihnen gewaltsam genommen worden. Sie tappen im Dunkeln. Sie brauchen ein starkes, helles Licht und haben den Eindruck, dass Ihnen die Menschen, die Ihnen nahe stehen, nur Kerzen und Streichhölzer zur Verfügung stellen.

Ihr Gemütszustand ist instabil. Sie sind empfänglich für traurige Lieder, die für Sie mehr Sinn ergeben denn je. Ganz gleich, ob Sie sich im Recht und trotzig selbstbewusst fühlen oder am Boden zerstört: Sie sind wahrscheinlich viel ungeschützter als sonst, verletzlicher. Vielleicht lassen Ihre Freunde und Ratgeber durchblicken, Ihre zerbrochene Seele benötige, um diese schwierigen Zeiten durchstehen zu können, Hilfe und Unterstützung, deren Sinn von Ihnen im Moment gar nicht durchschaut werden könne.

Sie brauchen nur darum zu bitten, schon wird guter Rat von allen Seiten auf Sie zukommen: auf dem Wege von persönlichen Gesprächen, E-Mails, Telefonaten oder per Post, ja sogar in Form von Gerüchten, von denen Sie gar nicht wissen, woher sie stammen. Wenn Sie all die vielen Ratschläge, die draußen in der Welt kursieren, befolgen wollen, wird Ihre Verwirrung mit Sicherheit nur noch größer. Und vielleicht gerät dann eine ganz einfache Tatsache aus dem Blick, die in einem Satz der guten, durchaus vertrauenswürdigen Hexe von Oz zum Ausdruck gebracht wird. Er enthält alle Weisheit, die Sie brauchen: »Du hattest die Kraft schon immer in dir.«

Dass die angebotenen Ratschläge Sie verwirren, hat womöglich einen guten Grund. Die Motive derer, die Ihnen Ratschläge anbieten, können von echter Hilfsbereitschaft bis hin zu kaum verhüllten Machtansprüchen reichen. Im besten Fall sieht man es als gute Tat an, einem Leidgeprüften mit Ratschlägen zur Seite zu stehen – zumal wenn diese nichts kosten. Wer anderen, die leiden, in Sachen Liebe hilft, fühlt sich selbst auch besser. Das Erteilen von Ratschlägen kann sich aber außerdem zu einem Symbol in einer Art Machtkampf entwickeln, wobei derjenige, der Rat gibt, in Wirklichkeit meint: »Ich bin ein besserer Mensch als du, weil ich nicht so leide. Zudem weiß ich, wie man aus dem Schlamassel, in dem du dich befindest, wieder herauskommt. Deshalb ist es höchste Zeit, dass du meinem Beispiel folgst.«

Wenn Ihnen jemand sagt: »Tut mir Leid, aber ich weiß nicht, was ich dir raten soll!«, könnte es so aussehen, als interessiere er sich im Grunde gar nicht für Sie. Vielleicht ist er jedoch der Aufrichtigste von allen Ratgebern. Die meisten von uns wollen helfen, das Leid anderer zu beenden – besonders dann, wenn es nicht zu viel Aufwand erfordert. Also sagen wir: »Das wird schon wieder«, »Männer sind wie Busse, in fünf Minuten kommt der nächste«, »Ihr beide habt einfach nicht zueinander gepasst«, »Im Meer gibt's jede Menge anderer Fische« usw.

Wahrheit und Beweis

Die Wahrheit ist: Niemand weiß, was für Sie am besten ist. Und dafür gibt es einen guten Grund: Keiner versteht besser als Sie, was Sie denken und fühlen.

Viele von uns glauben, weil man es ihnen beigebracht hat, es sei kompliziert, mit einem anderen Menschen eine Partnerschaft einzugehen. Eine solche Sichtweise kann dazu führen, dass uns eine feste Beziehung oder Ehe wie eine unerfüllbare Aufgabe vorkommt. Die Aufgabe kann sogar als so schwierig erscheinen, dass viele Menschen der Liebe völlig entsagen, während sich andere, blind und ohne Aussicht auf Erfolg, in immer neue Partnerschaften stürzen – und zwar ohne Pause zum Nachdenken. Möglicherweise ist der Schmerz aufgrund des Scheiterns einer Beziehung auch so groß, dass manch einer in eine längere Depression versinkt – und ihm alle Ratschläge zum einen Ohr hinein- und zum anderen wieder hinausgehen.

Unser Informationszeitalter hat Vor- und Nachteile. In jedes Buch, jede Kassette, jedes Therapieseminar wird mit dem Ziel investiert, unsere Wissensbasis zu erweitern. Der Reichtum an Informationen hat zwar durchaus seinen Nutzen, doch können unsere persönliche Entwicklung und unser Vorankommen im Leben unter der immensen Fülle auch zusammenbrechen.

Ziel des vorliegenden Buchs ist es deshalb, Ihnen ein wenig von dieser Last abzunehmen. Die Texte und Übungen, die Sie hier vorfinden, sollen den Trennungsprozess leichter machen. Mit dem bisschen »Arbeit«, das wir dennoch vorschlagen, können Sie zu einer ungekannten seelischen Ganzheit gelangen.

Vielleicht wird das Scheitern einer Beziehung von einigen Ihrer derzeitigen Vertrauten und Berater als eine Art Tod gesehen. Die Belesenen unter ihnen sind vielleicht sogar in der Lage, den Trennungsprozess in ein grobes Schema zu zerlegen. Dabei sprechen sie von bestimmten Phasen, die Sie durchlaufen müssten, damit Sie in einer Partnerschaft wieder inneren Frieden und Freude erleben können.

Schock, Wut, Leugnung, Verzweiflung und schließlich Akzeptanz – das sind die Phasen der Trauer, die normalerweise einen Sterbefall begleiten. Was ist, wenn Sie im Zuge der Trennung nicht alle diese Gefühle durchleben? Bedeutet dies, Sie sind nicht damit fertig geworden, dass Ihr Liebespartner jetzt der Vergangenheit angehört? Natürlich nicht.

Die Trennung vom Partner ist kein Todesfall. Es ist das Ende einer Phase in Ihrem Leben oder das Ende einer Illusion hinsichtlich der Liebe. Wenn Sie diese irrtümliche Gleichsetzung in kurzer Zeit korrigieren können, warum sollten Sie den Prozess dann freiwillig verlängern?

Die Zeit stellt ein Problem dar. Das Streben nach seelischer Gesundung um ihrer selbst willen ist in den letzten Jahrzehnten derart populär geworden, dass viele Menschen intensiver an ihrer Heilung arbeiten (oder sich an ihre Wunden klammern) als zu leben und zu lieben. Die Folgen sind nicht immer produktiv. Denken Sie nur an die Person, die voller Zorn Ihnen, Leuten wie Ihnen oder sogar Ihren Eltern ständig die Schuld an ihrem ganzen Elend gibt. Sie sollten sich auch vor einer anderen Auffassung hüten, dass nämlich zur Überwindung einer Trennung in jedem Fall eine langwierige – und oftmals kostspielige – Psychotherapie gehört.

Das unglückliche Ende einer Liebesbeziehung kann einige der unangenehmsten Situationen erzeugen, die Sie je erleben werden. Wappnen Sie sich! Der Mensch, den Sie geliebt, unterstützt und umsorgt haben und dem Sie am nächsten standen, wird sich auflösen zu einer Reihe flüchtiger Erinnerungen, die in den Nebeln der Zukunft verschwinden werden. Was so nahe war, entfernt sich. Jemand, der Ihr bester Freund war, muss jetzt wie ein Fremder, ja sogar wie ein Gegner handeln. Wie konnte es dazu kommen? Warum muss das so sein? Und wie lange wollen Sie Ihre Zeit mit solch verwirrenden Fragen vergeuden, ehe Sie bereit sind, einige wirklich wirkungsvolle Maßnahmen zu ergreifen, damit es Ihnen jetzt und in Zukunft besser geht?

Bereiten Sie sich auf den positiven Teil vor: Das Ende der Beziehung gibt Ihnen die Gelegenheit, die Grundlagen für die beste Zeit Ihres Lebens zu legen; zu lernen, aber nicht zu zögern, zu genesen, aber nicht zu hassen.

Im Grunde genommen kann man den Verlust eines Menschen, der noch lebt, nicht betrauern. Das ist ein merkwürdiges Paradox. Dennoch hat man uns in den letzten Jahrzehnten oft genau dies geraten. Es ist kein Wunder, wenn wir feststellen, dass der Versuch, ein solch unrealistisches Ziel zu verfolgen, nie zum Erfolg führt!

Seelische Kränkungen und Verletzungen können lange nachwirken. Sie trüben und vergiften sämtliche Bemühungen, eine neue Beziehung zu anderen Menschen zu finden. Seien Sie auf der Hut – die Grundlage für Ihre Motive könnte die Sehnsucht sein, in die bequemen bisherigen Verhältnisse zurückzukehren, sich in die gleichen gewohnheitsmäßigen Verhaltensweisen fallen zu lassen, von denen Sie geprägt, festgelegt, gekennzeichnet wurden. Wie Sie jedenfalls glaubten ...

Das Bedürfnis, die vertrauten Lebensumstände wiederherzustellen, kann die Erwartung aufkommen lassen, die nächste Beziehung werde schon deshalb besser verlaufen, weil sie neu ist. Wenn wir nur ein paar kleine Veränderungen vornehmen, wird schon alles gut. Doch was geschieht, wenn wir uns mit dem neuen Partner nicht auf Anhieb verstehen und nicht das Behagen, den Trost, die Gefühle empfinden, die wir einst kannten?

Für die meisten Menschen – vielleicht auch für Sie – kann dies bedeuten, immer wieder in das gleiche Dilemma zu geraten. Sind Sie darauf vorbereitet, noch einmal ein Stück Ihres Herzens zu verlieren? Wenn Sie so weitermachen, werden Sie einem neuen Kandidaten am Ende nichts anderes zu bieten haben als Misstrauen und Zurückhaltung. Im Grunde genommen bleibt dieser mögliche Partner auf ewig auf dem Prüfstand – und zwar wegen der vielen Fehler, die *Sie* in früheren Beziehungen begangen haben.

Sobald Sie die Trennung tatsächlich überwunden haben, wird Ihr neues Leben und jede neue Beziehung, auf die Sie sich einlassen, sehr viel besser sein – aber nicht deshalb, weil sie neu ist, sondern weil Sie Ihren seelischen Halt wieder gefunden haben. Und weil Sie den klügeren und einfacheren Weg eingeschlagen haben: sich daran zu erinnern, dass Sie, einfach weil Sie ein Mensch sind, bereits wissen, wie man liebt.

Können Sie Ihre Unschuld wieder finden? Vielleicht nicht. Doch Sie können Ihre Fähigkeit zurückerlangen, sich einer liebevollen Unschuld zu öffnen. Die Zeit, heilsame Handlungen und die richtigen Einsichten werden dafür ausschlaggebend sein.

An diesem ersten Tag – ob Sie nun erleichtert oder deprimiert sind – gibt es also einen Verlust, dem Sie Rechnung tragen müssen. Wir raten Ihnen dringend, nicht *die Arbeit* zu erledigen, zumindest nicht diejenige, zu der andere Sie drängen. Dafür haben Sie keine Zeit. Außerdem werden Sie sich dadurch weniger kompetent fühlen, als Sie tatsächlich sind.

Verabschieden Sie sich vom Mythos der Trauerarbeit, so wie Sie Ihrem Expartner Lebewohl gesagt haben, und schlagen Sie sich stattdessen mit den Einsichten in diesem Buch durch den Dschungel der Ratschläge. Lassen Sie sich von uns dabei helfen, den Trennungsprozess unkomplizierter zu machen. Mit Hilfe unserer Methode können Sie in den nächsten dreißig Tagen ein neues Bild von der Zukunft erhalten: die Freiheit, zu lieben und geliebt zu werden, und zwar so, wie Sie es schon immer wollten.

Sie haben sich dem Tag eins geöffnet, und das bedeutet, Sie sind bereit, Ihr gebrochenes Herz wieder ganz und in Ihrem Liebesleben Fortschritte zu machen. Und so wie Sie sind auch wir bereit. Als Erstes möchten wir Sie eindringlich bitten, sich selbst gegenüber folgendes Gelübde abzulegen:

Der Vertrag

Hiermit erkläre ich, ________, dass ich es leid bin, das Gefühl zu haben, mein Herz sei zerbrochen. Ich will aufhören, mich eingeschränkt, klein, als halber Mensch zu empfinden. Ich will fühlen, dass ich mich persönlich weiterentwickle. Ich möchte lieben und geliebt werden, auf der Grundlage von Dauer, Erfüllung und Gegenseitigkeit. Und vielleicht sogar von Leidenschaft, wenn sich eines Tages erweist, dass mein Herz es zulässt, diese Chance erneut zu ergreifen.

In den folgenden dreißig Tagen will ich alles Nötige tun, um meinen Liebeskummer zu überwinden, damit ich in meinem Leben wieder vorankommen kann. Ich werde die Stücke meines Herzens zusammenfügen, besser, als ich es je zuvor getan habe. Ich werde mein eigener Herr werden: selbstbestimmt und ganz.

Ich habe keine Ahnung, ob mein Expartner und ich vielleicht irgendwann wieder zusammenkommen. Das ist auch nicht wichtig. Ich werde diese Trennung durchstehen, denn ich muss meinen früheren selbstzerstörerischen Umgang mit unserer Beziehung beenden. Ich werde meinen Expartner weder anrufen noch mit ihm sprechen – außer um mit ihm über ungelöste Trennungsfragen, wie zum Beispiel das Sorgerecht für die Kinder oder Vermögensangelegenheiten, zu verhandeln. Mir ist bewusst, dass jede Hoffnung auf eine Versöhnung, die ich im Augenblick vielleicht hege, mir mehr Schmerz bereiten wird, als wenn ich die Beziehung jetzt beende.

Im Laufe dieser nächsten dreißig Tage werde ich immer wieder bekräftigen, dass ich es absolut wert bin, geliebt zu werden, dass ich es verdiene, glücklich zu sein, und dass mich niemand davon abhalten kann, diese Rechte geltend zu machen. Ich werde das Gute und Liebenswerte an mir wieder entdecken und mich daran freuen. Ich werde mich schrittweise öffnen, um meine Liebe wieder verschenken zu können. Und ich werde staunen, dass die Liebe, selbst ohne Romantik, immer etwas völlig Neues ist.

Unterschrift (Ihr Name)

Denken Sie den Rest des Tages über Folgendes nach: Sie haben getan, was Sie konnten, um für die Liebe offen zu sein. Sie waren bereit, das Wagnis einzugehen, Ihre Gefühle zu offenbaren. Feiern Sie das! Durch Ihre Bereitschaft, um der Liebe willen Ihre Sicherheit aufs Spiel zu setzen, haben Sie Mut bewiesen. Nun können Sie dieselbe Courage einsetzen, um Ihre Genesung herbeizuführen – und um wieder voller Tatkraft und Energie zu lieben, wenn Sie dies wollen, während Sie voranschreiten, um sich die Zukunft zu erobern.

Geheime Gedanken

Bevor Sie zu Bett gehen, fertigen Sie bitte eine Liste mit privaten, vielleicht sogar einsamen Genüssen an, die Sie glücklich machen können oder werden. Seien Sie ehrlich, wenn auch die Liebe dazugehört.

Stellen Sie diese Freuden der Traurigkeit gegenüber, die Sie erleben, wenn eine Liebe zu Ende geht. Gewiss, es tut weh. Aber wie viel Freude entspringt dem Wissen, dass sämtliche Formen der Liebe allen zur Verfügung stehen, die dafür offen sind!

Wenn Sie traurig sind, ist das keine Krise. Das Rad Ihres Lebens dreht sich nur etwas weiter. Die Traurigkeit zeigt, dass Sie Ihre Sicherheit aufs Spiel gesetzt haben, um Freude zu erleben. Nur wer es riskiert, auf einen anderen Menschen zuzugehen, sich ihm offen zu zeigen, kann zu dem Punkt gelangen, an dem die Natur uns sagt, es ist wieder Zeit. Dies ist ein äußerst berührender Teil der unendlichen Geschichte, aus der ein erfülltes, glückliches Leben besteht.

Ihr Leben: Schmerz, Kummer, Reue, Nachdenklichkeit, persönliche Entwicklung, Triumph, innerer Friede. Bis der Kreislauf wieder von neuem beginnt …

Einstweilen beweisen die Trauer und der Schmerz, dass Sie vital und lebendig sind. Nutzen Sie diese Gefühle als Ansporn, um zu reifen und sich weiterzuentwickeln.

Tipp 1: Entwerfen Sie einen Aktionsplan

Damit sich Ihre Traurigkeit nicht zu einer regelrechten Depression auswächst, sollten Sie Gegenmaßnahmen ergreifen. Aber welche? Das entscheiden Sie. Unsere Aufgabe ist es, Vorschläge zu machen – Sie treffen die Entscheidungen. Einer unserer ersten Ratschläge lautet, einen Plan zur eigenen Rettung aufzustellen.

Es ist ganz einfach. Der fertige Plan dient Ihnen als eine Art Verpflichtung, die Sie sich selbst gegenüber eingehen. Sie besagt: »Dies alles werde ich tun und noch einmal tun, und zwar so oft, wie es sein muss, um sicherzugehen, dass ich in einem absehbaren Zeitraum die positiven Gefühle in Bezug auf mich und andere wieder ins Gleichgewicht bringe.« Machen Sie sich keine Sorgen, wenn Sie in den kommenden dreißig Tagen nicht alles schaffen, was Sie sich vorgenommen haben. Geben Sie Ihr Bestes, dann wird es Ihnen schon nach ein paar Tagen besser gehen.

Planen Sie Ihren Angriff

Wir schlagen vor, dass Sie sich kurz alle Tipps am Schluss der einzelnen Kapitel ansehen und dann Ihren Plan entwerfen. Anschließend fertigen Sie eine Liste mit jenen Maßnahmen an, die Sie gemäß unserem Vorschlag regelmäßig umsetzen sollten. Diese Liste stellt Ihren Aktionsplan dar. Legen Sie eine Kopie auf Ihren Nachttisch und bewahren Sie eine andere am Arbeitsplatz auf, dort, wohin Ihr Blick ein-, zweimal am Tag zwangsläufig fällt.

Lesen Sie das Buch noch einmal, und zwar sorgfältiger, aber nur ein Kapitel pro Tag. Während Sie den Text durcharbeiten, tun Sie jeden Tag die Dinge Ihres Aktionsplans oder so oft, wie Sie es sich versprochen haben. Die Zuversicht, dass Sie Ihr Leben und Ihre Gefühle in den Griff bekommen, wird in direkt proportionalem Verhältnis zu Ihrer Fähigkeit wachsen, ein Programm zu erarbeiten, das Ihren Bedürfnissen entspricht, und sich daran zu halten.

Die Grundlagen

Im Folgenden führen wir diejenigen Maßnahmen auf, die unserer Ansicht nach jeder als notwendiges Minimum in seinen Aktionsplan aufnehmen sollte:

1.	Änderungen in der Ernährung	siehe Seite 94
2.	Ausreichender Schlaf	siehe Seite 62
3.	Entspannung und Meditation	siehe Seite 180
4.	Körperliche Bewegung	siehe Seite 71
5.	Richtiges Atmen	siehe Seite 157
6.	Umgang mit der Zukunft	siehe Seite 205
7.	Wutmanagement	siehe Seite 125
8.	Paradoxe Intention	siehe Seite 187
9.	Aktionsplan	siehe Seite 39
10.	Humor	siehe Seite 144

Unnötige Elemente

Letztlich wird Ihr Handlungsplan aus jenen Bestandteilen bestehen, die Sie auswählen. Selbstverständlich kann die Liste Punkte enthalten, die wir nicht vorgeschlagen haben, die Ihres Erachtens aber trotzdem von Nutzen sind. Sie könnten zum Beispiel versuchen, eine Gewohnheit zu korrigieren, die Ihnen in diesen schwierigen Zeiten keine guten Dienste leistet. Es muss ja nicht gleich etwas so Bedeutsames wie das Rauchen sein.

Hier einige Beispiele:

- Halten Sie sich gerade (immer eine gute Idee – es hilft, besser zu atmen und andere Menschen auf subtile Weise wissen zu lassen, dass Sie genügend Stolz, Würde und Selbstdisziplin besitzen, um auf Ihre Körperhaltung zu achten).
- Räumen Sie Ihren Arbeitsplatz und Ihre Wohnung auf. Das vermindert das Gefühl, von einer unbeherrschbaren Unordnung umgeben zu sein.
- Kaufen Sie sich einen Raumluftfilter, um Ihre Atemübungen angenehmer zu gestalten.

Was sollten Sie in Ihren Aktionsplan aufnehmen? Jede Maßnahme, die Sie sofort durchführen können und bewirkt, dass es Ihnen kurzfristig besser geht. Die Entscheidung liegt bei Ihnen.

Tag 2

Gefühle ausdrücken

Der traurige Morgen danach

Am Tag nach der Trennung aufzuwachen kann eine höchst unangenehme Erfahrung sein. Meist tauchen die Menschen aus dem tiefen Verlies ihres Schlafes auf, und sofort drängt sich ihnen der trostlose Gedanke auf, dass ihnen nun ein wichtiger Teil ihres Lebens fehlt. Es ist der erste traurige Morgen nach einem Verlust.

Sagen Sie sich, dass in diesem ersten Moment der Trauer eine grundlegende Wahrheit zum Ausdruck kommt: Wer nicht den Verstand hat zu erkennen, was Sie zu bieten haben, der verdient es nicht, dass Sie ihm Ihre Zeit schenken. Wer Sie nicht begriffen hat, konnte sich über das Angebot Ihrer Liebe eben gar nicht richtig freuen.

Das tut weh. Der Schmerz des Scheiterns kann Ihren Willen buchstäblich lähmen. Doch so schwer es im Augenblick vielleicht auch zu verstehen ist – Ihr Schmerz ist weniger ein Sterben als vielmehr ein Anzeichen dafür, dass Sie wiedergeboren werden und sich von einer tiefen Verletzung erholen. Wenn Sie den festen Willen aufbringen zu genesen, dann werden Sie stärker und vitaler denn je.

Und wenn Sie willens sind, die Trennung mit Geduld und Tatkraft zu überwinden, werden Sie am Ende feststellen, dass sich Menschen nur deshalb in Depression und Antriebslosigkeit flüchten, um ihren Kernfragen aus dem Wege zu gehen. Depression und Antriebslosigkeit sind Ausdruck von Schwäche, Angst und Wut und nicht von tatkräftiger Bewältigung der Trennung, von Liebe und Hoffnung.

Konzentrieren Sie Ihre Kräfte darauf, sich jeden Schritt im Heilungsprozess als eigenes Verdienst anzurechnen. Natürlich ist der Weg aus dem Schmerz anfangs qualvoll. Möglicherweise gehen Ihnen Wesen und Bild des früheren Partners ständig im Kopf herum. Doch mit der Zeit, während sich die tiefere Bedeutung der Lektionen, die Sie gelernt haben, durchsetzt, wird sein Bild verblassen. Das ist der Zeitpunkt, an dem Sie sich wieder freuen, lachen können und die Zinsen einstreichen für die Investition in das Nachdenken über Ihre große Traurigkeit.

Welche Entscheidung Sie auch für Ihr Leben treffen: Ein tieferes Verständnis dessen, was Sie im Augenblick durchmachen, wird Ihnen mehr Selbstständigkeit, innere Stärke und aufrichtige Freude an der Zukunft schenken. Trennungen können uns sehr viel über unsere Güte und unseren Wert lehren – wenn wir uns die Zeit nehmen, über Sinn und Zweck des Schmerzes nachzudenken.

Andererseits geht es Ihnen möglicherweise im Augenblick recht gut. Vielleicht sind Sie sogar erleichtert. Doch die meisten Menschen leiden unter einem Gefühl des Verlusts und der Angst vor dem Alleinsein. Möglicherweise kommt es Ihnen auch so vor, als trauerten Sie um den Tod eines Ihnen nahe stehenden Menschen. Aber ganz gleich, was Sie empfinden – rufen Sie sich nochmals in Erinnerung, dass Sie einen Prozess der persönlichen Weiterentwicklung durchlaufen, die Ihnen als

Trauer erscheint. Damit Sie sich weiterentwickeln können, müssen Sie jedoch verstehen, wie sich dieser Vorgang vom Prozess der Trauer unterscheidet.

Es hat zwar eine seelische Verletzung gegeben, die sich auch gar nicht leugnen lässt, aber ihre Verarbeitung entspricht nicht dem Verlauf der Trauer nach einem Todesfall. Oft wechseln wir nach einer Trennung jählings von Schock zu Wut und verharren dann lange Zeit im Zustand der Verwirrung. Man gebe noch ein wenig Leugnung hinzu, die beharrliche Weigerung, unangenehme Wahrheiten anzupacken – nun ja, davon wollen wir nichts wissen. Das Ganze gleicht einem Horrorfilm: Wir sind hineingegangen, aber vor den wirklich gruseligen Szenen verschließen wir die Augen.

Wenn Sie so tun, als existiere der Schmerz überhaupt nicht, werden Sie immer wieder in das gleiche Dilemma geraten – ähnliche Liebe, ähnliche Dynamik und am Ende ähnlicher Liebeskummer.

So muss eine Liebesgeschichte nicht ablaufen, das Problem jedoch ist, dass Sie sich Ihren Kummer nicht genauer ansehen wollen als unbedingt nötig. Es ist leichter, sich als unschuldiges Opfer zu fühlen (»Wenn mein Ex bloß nicht so dickköpfig gewesen wäre« usw.). Sie wollen sich nicht noch eine Last aufbürden und für die Fehler, die Sie gemacht haben, oder die Sünden, die Sie Ihres Erachtens begangen haben, nicht die Verantwortung übernehmen. Diese Art von Ehrlichkeit tut einfach zu weh, wenn man so gekränkt und verletzbar ist.

Doch wenn Sie sich nicht bemühen, Ihre Gefühle und Gedanken, Ihre Kernwahrheit, zu verstehen, wird der Schmerz nie nachlassen. Warum wollen Sie sich ihm nicht sofort stellen? Tun Sie's – jetzt, im Laufe der nächsten 29 Tage, auf eine kluge Art und Weise, die Ihr Selbst stärkt. Unsere These lautet: Wenn Sie willens sind, sich in diesem Zeitraum mit Ihrem wahren Ich zu befassen, werden Sie nicht sehr lange in dieser dunklen Phase Ihres Lebens verharren.

Trauer kann allzu leicht entarten und von einem ganz normalen Übergangsstadium zu einem unausweichlichen Dilemma werden, das Fortschritte in zwischenmenschlichen Beziehungen verhindert. Mit Hilfe dieses Ratgebers wollen wir Sie aus dieser Falle befreien. Es stehen Ihnen aber noch viele Tage zur Verfügung, um aus Ihrer düsteren Stimmung herauszukommen. Das einzige Ziel für den heutigen Tag lautet, einen Blick auf das zu werfen, was Sie im Augenblick empfinden, und diese Gefühle zuzulassen, egal, welche es sind.

Wenn Ihnen danach zumute ist, zu lachen, zu schreien, zu weinen oder sich zusammenzukauern, dann tun Sie's! Heute ist der Tag der sanften Selbstbeobachtung und der Artikulation Ihrer Gefühle. Was immer Sie tun, unterdrücken Sie nicht Ihre wahren Empfindungen. Lassen Sie ihnen einfach freien Lauf und beobachten Sie sie, als wären es die Empfindungen eines anderen.

Die einzige Regel lautet: ES GEHT HIER NICHT UM SCHULDZUWEISUNGEN. Und vergeuden Sie vor allem keine Zeit mit Selbstvorwürfen. Trennungen passieren, ganz gleich, wer wir sind oder was wir tun. Und wenn Sie bereit sind, einen Augenblick lang innezuhalten, tief Luft zu holen, die Warnzeichen zu betrachten, die Sie im Laufe der Zeit erhalten haben, sowie zu akzeptieren, dass es vielleicht wirklich an der Zeit war, Lebewohl zu sagen, dann können Sie allmählich genesen. Diese Form der Ehrlichkeit birgt große Chancen. Spüren Sie den Wind, der aus der Zukunft herbeiweht, lassen Sie ihn auf sich wirken, befassen Sie sich mit der Wahrheit, und gehen Sie weiter in Ihrem Leben.

Bedenken Sie auch, dass sich Emotionen oft durch ein bestimmtes, damit einhergehendes Körpergefühl aufdecken lassen. So kann Sehnsucht beispielsweise vom Magen her ausstrahlen, während sich Verlassenheit oder tiefer Liebeskummer manchmal wie ein Loch in der Brust anfühlt. Und Selbstvorwürfe oder Ängste zeigen sich bisweilen darin, dass man sich wie gelähmt fühlt.

Wenn Sie die Vergangenheit Revue passieren lassen, erinnern Sie sich bitte daran, dass eine Beziehung häufig wie ein Spiegel ist: Der Partner spiegelt uns unsere Charakterzüge und Fehler zurück. Die folgende Übung kann Ihnen helfen, Ihre Gefühle auf nicht bedrohliche Weise anzuschauen.

Pause zum Nachdenken

Wo sind Sie?

Halten Sie einen Augenblick inne. Atmen Sie tief durch. Suchen Sie nun einen Spiegel und betrachten Sie sich. Sehen Sie sich tief in die Augen. Was genau empfinden Sie in diesem Augenblick? Spiegeln Ihre Gesichtszüge Ihre Gefühle wider? Was verrät Ihr Gesichtsausdruck sonst noch über Sie? Welche Emotionen können Sie tief in Ihren Augen lesen?

Was spüren Sie im Bauch? In der Herzgegend?

Rufen Sie sich diese Gefühle in Erinnerung. Bleiben Sie aber nicht in ihnen stecken. Seien Sie offen für die manchmal zwar schmerzlichen, doch absolut notwendigen Veränderungen. Diese können sich wie eine Wunde anfühlen, denn sie enthüllen die verletzlichsten Teile Ihres Wesens.

Betrachten Sie diese Empfindungen, nehmen Sie sie wahr und lernen Sie sie kennen. Doch klammern Sie sich nicht an sie. Lassen Sie sie nicht zur Manie werden. Betrachten Sie sie einfach so deutlich wie möglich, sehen Sie in ihnen einen kleinen Riss im Stoff Ihrer Persönlichkeit, der lediglich vorsichtig genäht werden muss. Sie haben für einen anderen Menschen Liebe und Mitgefühl empfunden, ihn gestützt; jetzt ist die Zeit gekommen, diese Liebe nach innen zu kehren, um sich selbst zu heilen.

Fragen Sie sich nun, ob Sie bereit wären, falls es einen praktikablen und fundierten Weg gibt, aus dem Gefängnis der negativen Gefühle ein für alle Mal auszubrechen. Natürlich wären Sie das! Das Schwierige am Menschsein ist jedoch, dass wir oft Angst davor haben, die eigenen Schwächen einzugestehen. Nur deshalb bleibt etwas, das durchaus gelöst werden könnte, in uns gefangen. Ist es nicht an der Zeit, dieses Verhaltensmuster zu durchbrechen?

Raus mit dem Schlechten

Es ist höchste Zeit, dass Sie sich von allen vergiftenden Gefühlen reinigen; Sie brauchen sie nicht mehr. Eine gute Möglichkeit besteht darin, sich einmal richtig auszuweinen. Hier ein Tipp, wie Sie das Weinen sinnvoll einsetzen können, anstatt sich davon benutzen zu lassen.

Tipp 2: Weinen Sie sich mal richtig aus

Ist Ihnen zum Heulen zumute? Das macht nichts. Weinen ist *gut* für Sie. Denn es dient nicht nur dazu, Gefühle herauszulassen. So merkwürdig es klingen mag – die Tränen, die Sie wegen tief empfundener Verlustgefühle vergießen, reinigen auch Ihren Organismus von Gift- und Abfallstoffen. Das Ganze ist vergleichbar mit dem Ausscheiden der festen und flüssigen Abbauprodukte aus dem Körper zur Reinigung des Bluts und der inneren Organe von Giftstoffen. Ein Professor der Colorado Medical School schreibt, dass manche Menschen, die »sich einmal richtig ausgeweint haben«, bald danach sogar besser aussehen.

Es besteht ein Unterschied in der chemischen Zusammensetzung zwischen jenen Tränen, die unsere Augen produzieren, um feucht zu bleiben oder einen kleinen Fremdkörper zu entfernen, und jenen, die beim Weinen entstehen. So enthalten Letztere zum Beispiel dreißigmal mehr Magnesium als Blut. Nach Aussage von Biochemikern ist das Magnesium nur eines von drei chemischen Elementen bzw. Verbindungen, die durch Stress gespeichert und nach einem »Heulkrampf« aus dem Körper ausgeschwemmt werden.

Es ist daher nicht verwunderlich, dass viele Forschungsarbeiten den Schluss zulassen, dass Menschen, die oft weinen, gesünder sind. So veröffentlichte zum Beispiel

Margaret. T. Crepeau 1980 an der Medizinischen Fakultät der Universität von Pittsburgh ihre Dissertation »Ein Vergleich der Verhaltensmuster und Bedeutungen des Weinens bei erwachsenen Männern und Frauen mit drei unterschiedlichen Erkrankungen« mit dem Ergebnis, dass gesunde Menschen, Männer wie Frauen, häufiger weinen.

Zudem haben Menschen, die viel weinen, eine positivere Einstellung zum Weinen als Personen, die unter Magengeschwüren und Dünndarmentzündung leiden. Weil gewöhnlichen Erkältungen häufig eine Depression vorausgeht, kann es sich bei Erkältungen durchaus um »symbolisch verdrängte Tränen« handeln, so der Forscher Merl Jackel. Andere Autoren haben die Vermutung geäußert, dass sogar Asthma und Nesselsucht mit der Unterdrückung von Tränen in Zusammenhang stehen.

Was die psychische Gesundheit und die Überwindung der Trauer betrifft, steht demnach fest, dass Weinen hilft. So erholten sich zum Beispiel Witwen, die von Angehörigen und Freunden dazu ermutigt wurden, zu weinen und ihre tiefsten Gefühle zu artikulieren, schneller als diejenigen, denen dieses Mittel des Selbstausdrucks fehlte. Nach Auffassung mancher Forscher sterben Witwer deswegen schneller nach dem Tod des Ehepartners als Witwen, weil man es in unserer Gesellschaft eher Frauen als Männern gestattet zu weinen (Helsing, Szklo und Comstock: »Factors Associated with Mortality after Widowhood« [»Faktoren im Zusammenhang mit der Sterblichkeit nach dem Tod des Ehepartners bei Frauen«], *American Journal of Public Health*, August 1981).

Andere Forscher haben festgestellt, dass Männer nach einem großen Stresserlebnis, beispielsweise einem Todesfall in der Familie, früher sterben als Frauen. Als Begründung für diesen Unterschied wird in der Regel angeführt, dass Männer ihre Gefühle gewohnheitsmäßig unterdrücken (W. Dewi Rees, »Bereavement and Illness« [»Trauerfälle und Krankheit«], *Journal of Thanatology*, Sommer-Herbst 1972).

Nun könnten Sie einwenden: »Es mag ja sein, dass Weinen gut für mich ist, aber es fällt mir schwer.« Worauf wir antworten würden, dass man nicht als »Heulsuse« zur Welt kommt, sondern dazu gemacht wird. Übung macht den Meister. Hier eine Methode, mit deren Hilfe es Ihnen leicht fallen dürfte, sich auszuweinen.

Um Ihre Verlustgefühle einmal richtig »wegzuschwemmen«, reservieren Sie eine Viertelstunde pro Tag, in der Sie sich nur darum kümmern, zu weinen. Um den Tränenfluss bewusst herbeizuführen, sollten Sie von einer Methode Gebrauch machen, die mit Erfolg zur Linderung jener Verlustgefühle eingesetzt wurde, unter denen viele ältere Menschen in Altersheimen leiden:

1. Spielen Sie eine Musik, die Sie traurig stimmt. Ganz gleich, ob es sich um Prokofjews Ballett *Romeo und Julia* oder um die Musik zum Film *Titanic* handelt – lauschen Sie der emotional bewegendsten Passage und lassen Sie die Musik auf Ihre Seele wirken.
2. Legen Sie die rechte Hand leicht auf die obere Brustmitte, schließen Sie die Augen und atmen Sie in kleinen, kurzen Zügen – so, als ob Sie sich in den ersten Phasen des Schluchzens befänden. Sie müssen nicht gleich übermäßig schnell und flach atmen – führen Sie lediglich das Gefühl herbei, dass Sie nun bereit sind zu weinen.

3. Während Sie auf diese Weise atmen, denken Sie an etwas, das Sie sehr traurig macht. Sie brauchen dabei nicht an Ihre verlorene Liebe zu denken. Der Inhalt Ihrer Gedanken ist weniger wichtig als die Ergebnisse, die sie hervorbringen; jedenfalls solange sie Sie so traurig machen, dass Sie weinen.

Manche Menschen, meist Männer, die seit Jahren nicht mehr geweint haben, können offenbar kaum wieder aufhören, wenn sie erst einmal damit angefangen haben. Die längeren Phasen, in denen Sie fast unaufhörlich weinen, dauern manchmal mehrere Wochen, aber nur in seltenen Fällen weinen Sie länger als zwanzig Minuten pro Tag. Geraten Sie nicht gleich in Panik, falls es Ihnen genauso ergeht; das ist nicht schlimm. Sie müssen lediglich den Druck in Ihrem aufgestauten Gefühlsreservoir auf einen sichereren Stand senken.

Mehr noch: Wenn Sie so sind wie die meisten Menschen, wird es Sie schließlich langweilen, über ein eingebildetes Drama mit Ihrer verlorenen Liebe in der Hauptrolle Tränen zu vergießen. Merkwürdigerweise wird dieser Tag schneller kommen, wenn Sie sich dazu zwingen, jeden Tag seinet- oder ihretwegen zu weinen. Je mehr Sie sich dabei anstrengen, umso schwieriger wird es, über das Geschehene Tränen zu vergießen.

Es ist ein glücklicher Umstand, dass vergossene Milch schnell verdirbt. Aber lassen Sie Ihre Gefühle zu. Bleiben Sie offen für die normale Entwicklung Ihrer Empfindungen. Und erkennen Sie, dass die Trauerkrankheit nicht natürlicherweise zu einem lebenslangen Leiden führt. Sie müssen wirklich nicht in die Falle der

Trauer geraten. Jeder Moment, in dem Sie aus eigenem Willen lediglich trauern statt genesen, ist ein Augenblick, der für die Aussicht, Freude zu erleben, verloren ist.

Tag 3

Genießen

Urlaub vom »armen Ich«

In dieser schwierigen Zeit werden Sie viel mit Freunden sprechen. Und weil es Ihre Freunde sind, werden sie auch zuhören, wenn Sie in einem fort von sich und Ihrem Expartner reden. Vieles von dem, was Sie sagen, wird befreiend sein, und weil Sie Ihre Gefühle zum Ausdruck bringen, werden Sie das Ganze auch leichter durchstehen. Doch ein Teil dieser Litanei ist nichts als Geschimpfe über eine Erfahrung, aus der Sie zwar etwas lernen, von der Sie sich aber auch lösen sollten. Wenn Sie Ihre negativen Gefühle auch weiterhin immer wieder zulassen und so für Ihr Gefühlsleben »vereinnahmen«, werden sie nie verschwinden.

Betrachten Sie das Ganze einmal aus einem anderen Blickwinkel. Wenn Sie Halsschmerzen haben, die Sie mit Hilfe von Vitamin C und Echinacea in vier Tagen loswerden könnten, würden Sie sie dann wochen- oder monatelang unbehandelt lassen, bis Sie möglicherweise ernsthaft erkranken? Oder: Wenn Sie eine Reihe logischer und erprobter Maßnahmen ergreifen könnten, um Ihre Kränkung in einem viel kürzeren Zeitraum durchgreifend zu überwinden, warum um alles in der Welt wollen Sie dann zulassen, dass sie fortbesteht? Dafür ist das Leben zu kurz.

Deshalb haben wir uns einen besonderen Urlaub nur für Sie ausgedacht. Und den nehmen Sie heute. Nennen Sie den heutigen Tag »Urlaub vom armen Ich«. Anstatt sich für einen längeren Zeitraum ein bisschen unwohl zu fühlen, könnten Sie doch einen besonderen Tag bestimmen, an dem Sie sich mal richtig verwöhnen, weil Sie so sehr leiden – und zwar als Vorbereitung darauf, damit Schluss zu machen.

Und warum *sollten* Sie ein Leben lang das grausame Schicksal der Liebe beklagen? Das ähnelt doch sehr diesen Vorstellungen von der »Arbeit«, die man angeblich leisten muss. Und je mehr Menschen mit uns »arbeiten« wollen oder darauf bestehen, wir müssten an uns arbeiten, desto größer ist die Gefahr, dass wir allmählich »schwach« werden. Es ist keine stärkende Botschaft für das Unbewusste, wenn Sie zu dem Schluss kommen, dass Sie hilflos oder ahnungslos sind. Probieren Sie die Idee des Urlaubs vom »armen Ich« also erst einmal aus, bevor Sie sie verwerfen.

Unser Plan sieht nur einen Tag vor, an dem Sie sich ein wenig bemitleiden sollten, aber vielleicht müssen Sie ihn wiederholen, wenn er beim ersten Mal nicht richtig gelingt.

Erinnern Sie sich an die privaten Genüsse, die Sie im Zusammenhang mit Tag eins niedergeschrieben haben? Welchen Luxus könnten Sie sich heute gönnen? Ist es Ihnen möglich, sich einen Tag freizunehmen und zu machen, was Ihnen gefällt? Wenn ja, dann tun Sie's.

An diesem freien Tag werden Sie zwei Ziele verfolgen. Das erste lautet: Feiern Sie sich selbst, indem Sie sich einmal richtig verwöhnen, aber *nicht* auf selbstzerstörerische Weise.

Tipp 3: Es ist an der Zeit

Vermutlich ist Ihnen bereits aufgefallen, dass Ihre Trauergefühle mal stärker und mal schwächer sind. Der Schmerz aufgrund Ihres tiefen Verlustgefühls kann durch innere wie äußere Ereignisse ausgelöst werden, auf die Sie nur geringen Einfluss haben. Doch wenn Sie lernen können vorherzusagen, wann Sie am meisten leiden, können Sie in dem Bemühen, sich vom Schmerz nicht unterkriegen zu lassen, durchaus Erfolg haben.

Zunächst müssen Sie erkennen, dass es Zeiten gibt – Tageszeiten, Wochentage, bestimmte Monate und Jahreszeiten –, in denen Sie verletzlicher sind als in anderen. Sobald Sie voraussagen können, wie Ihre »emotionale Uhr« tickt, werden Sie Ihre Verletzlichkeit auch besser schützen können.

Das zweite Ziel ist, sich so zu behandeln, als wären Sie ein verletzliches Kind. Geben Sie sich all Ihren harmlosen Regungen, all Ihren Gefühlen hin.

Schenken Sie sich einen Tag zum Ausruhen und Nachdenken. Lachen Sie, wenn Sie es möchten, weinen Sie, wenn Sie es möchten. Gönnen Sie sich ein Entspannungsmittel für den Geist, sehen Sie sich zum Beispiel im Fernsehen eine Seifenoper oder Catchen an. Oder auch Laurel und Hardy. Nehmen Sie reichlich Ballaststoffe zu sich, lockern Sie jeden Gesichtsmuskel. Kurzum: Entspannen Sie sich von innen heraus. Vergessen Sie »die Arbeit«. Nutzen Sie Ihren freien Tag zu einer intensiven Entgiftung Ihrer Psyche.

Sie haben alles darangesetzt, einen anderen Menschen oder mehrere andere zu lieben. Sie sind erschöpft. Machen Sie mal Pause. Dies ist Ihr Urlaub. Feiern Sie Ihr liebenswertes Ich.

Vergeuden Sie diesen Tag nicht damit, sich wegen »Was-wäre-wenn«- oder »Hätte-ich-doch-nur«-Fragen zu grämen. Leben Sie nicht in einer bloß eingebildeten Vergangenheit, gleichgültig, wie gut Sie diese mittlerweile aussehen lassen können. Wahrscheinlich war die Zeit gar nicht so schön, wie Sie gern glauben. Lassen Sie also alles hinter sich, und machen Sie Urlaub vom »armen Ich«.

Bestandsaufnahme

Die erste Maßnahme zur Aufstellung Ihres Selbstverteidigungsplans besteht darin, eine Bestandsaufnahme jener Zeiten zu machen, in denen es Ihnen schlecht geht.

Welche Tage in der Woche sind für Sie am schwierigsten? Wahrscheinlich ist es das Wochenende, wenn niemand in Ihrer Nähe ist und Sie sich wegen der bedrückenden Stille ganz allein fühlen. Oder ist es irgendein anderer Tag, der Ihnen und Ihrem Expartner etwas Besonderes bedeutete? Vielleicht der Freitag, an dem Sie beide sich immer nach Büroschluss zum Essen verabredet hatten?

Sobald Sie die schlimmsten Tage identifiziert haben, sollten Sie sich unverzüglich eine Beschäftigung suchen, die die leeren Stunden mit etwas ebenso Befriedigendem ausfüllen kann. Gibt es etwas, das Sie schon lange vorhatten, wozu Sie aber einfach nie gekommen sind – beispielsweise einen Sprachkurs belegen, eine ehrenamtliche Tätigkeit übernehmen oder einen Roman schreiben?

Herzlichen Glückwunsch: Jetzt verfügen Sie über freie Zeit. Legen Sie los!

Und was ist für Sie die schlimmste Stunde am Tag? Wenn Sie am Morgen aufwachen und feststellen, Sie sind immer noch allein? Dann schaffen Sie sich ein Haustier an. Oder wenn Sie am Abend nach Hause kommen und niemand Sie begrüßt? Dann legen Sie sofort Musik auf, die Sie gern hören. Geht es Ihnen besonders schlecht nach der Arbeit, wenn Sie nach wie vor dorthin gehen, wo Sie sich immer mit Ihrem Expartner verabredet hatten? Jetzt, da er nicht mehr kommt, sich nicht mehr zu Ihnen gesellt – gehen Sie einfach wieder, einsam und allein? Dann dürfen Sie erst dann wieder diesen Ort aufsuchen, wenn Sie kommen und gehen können, ohne dass Sie den Wunsch verspüren, Ihren Ex zufällig zu treffen und dort wieder anzuknüpfen, wo Ihre Beziehung gescheitert ist.

Jahreszeitliche Probleme

Bereiten Sie sich auf die Zeit zwischen Ende November und dem neuen Jahr vor. Vergessen Sie den Valentinstag nicht oder die etwas deprimierenden Tage nach Weihnachten Anfang Januar. Das sind bekanntlich schwierige Zeiten, in denen Sie sich möglicherweise einsam und verlassen fühlen. Wenn Sie sich zu einsam und allein vorkommen, dann hoffen wir, dass Sie Trost im Zusammensein mit liebevollen Angehörigen und Freunden finden, die die Leere in Ihrem Leben mit jener zärtlichen Zuneigung erfüllen können, die Sie zu dieser Zeit brauchen.

Wenn diese Menschen nicht in Reichweite sind, dann versuchen Sie, anderen liebevollen Trost zu spenden, deren Bedürftigkeit möglicherweise größer ist als die Ihre: Servieren Sie Mahlzeiten in einem Altersheim, oder helfen Sie in einer Organisation mit, die sich um Obdachlose oder andere Randgruppen der Gesellschaft kümmert. Oder arbeiten Sie ehrenamtlich in einem Tierheim. Es kann durchaus sein, dass diese Erfahrungen Ihnen keinen weiteren Schmerz zufügen, sondern Sie vielmehr daran erinnern, dass Sie sich trotz des vorübergehenden Gefühls, einen tiefen Verlust erlitten zu haben, wahrhaft glücklich schätzen können.

Oft stehen schwere Zeiten auch in Zusammenhang mit bestimmten Jahreszeiten. Wenn Sie in einer Gegend mit bitterkalten Wintern leben oder in einer Region mit Jahreszeiten, in denen es Tag um Tag grau und bewölkt ist, leiden Sie womöglich unter einer längeren, durch Mangel an Sonnenlicht ausgelösten Winterdepression. Manche Menschen finden Erholung, indem sie in einem warmen, sonnigen Klima Urlaub machen. Andere begnügen sich mit einem Besuch auf der Sonnenbank. Einen gewissen Erfolg soll auch eine Lampe haben, die nachts unter der Bettdecke von hinten gegen die Knie scheint.

Nein, wir haben uns das nicht ausgedacht. Ist Ihre Neugierde geweckt, fragen Sie Ihren Arzt. Er kann Ihnen sagen, was Sie tun sollen, falls Sie das Gefühl haben, in der »falschen« Jahreszeit zu melancholisch gestimmt zu sein.

Tag 4

Respekt

Die Selbstachtung wieder entdecken

Haben Sie zu hart daran gearbeitet, Ihre letzte Beziehung aufrechtzuerhalten? Sich alle erdenkliche Mühe gegeben, Ihren Stolz hinuntergeschluckt, den Fußabtreter gespielt – und das alles nur, um Konflikte zu vermeiden? Haben Sie sich selbst verleugnet oder auf Ihre Macht verzichtet, um den anderen zufrieden zu stellen? Vielleicht waren Sie auch ein »Retter«, immer bereit, Ihren Partner vor sich selbst zu schützen, gleichgültig, wie hoch der Preis war, den Sie für ihn zahlen mussten, stets voller Hoffnung, Sie könnten ihn bessern. Es ist zu dumm. Kaum ein Partner, der errettet werden muss, dürfte so reagieren, wie Sie es sich erhoffen. Und seien wir doch ehrlich: Rettungsaktionen sind oft verkappte Kontrollspiele. In einer guten Beziehung können Sie den Partner lieben und akzeptieren, ohne dass Sie außer dem eigenen auch sein »emotionales Päckchen« tragen müssen.

Wenn es Ihnen so vorkommt, als ob all das, was Sie auszeichnet, der anderen Person nicht genügt, dann werden Sie nicht wegen Ihrer einzigartigen Güte geschätzt. Machen Sie sich nichts vor, wenn die Beziehung einfach zu viel Arbeit erfordert: Vielleicht ist Ihre große Liebe Ihre kostbare Zeit gar nicht wert.

Jeder Mensch hat etwas, was für seinen inneren Glanz wesentlich ist. Doch in einer kaputten oder schalen Beziehung stellen Sie Ihr Licht womöglich unter den Scheffel, opfern oder verstecken es, weil Sie zu sehr damit beschäftigt sind, den Partner aus dem Dunkel zu zerren.

Heute ist der Tag, an dem Sie Ihren Wert neu kennen lernen. Ein Tag, um all das zu entdecken, was Sie im letzten Jahr gelernt, sich aber nicht als eigenes Verdienst angerechnet haben. Mithilfe der folgenden Übung können Sie Ihren persönlichen Wert noch mehr feiern. Wir alle müssen uns erst in unserer eigenen Haut wohl fühlen, bevor wir einen anderen Menschen lieben können.

Wie Sie das bewerkstelligen sollen? Ganz einfach: Tun Sie etwas, wozu Sie wirklich Lust haben, was Sie jedoch schon zu lange aufgeschoben haben. Räumen Sie die Garage auf, belegen Sie einen Tanzkursus, nehmen Sie Kontakt zu Freunden auf, die Sie vernachlässigt haben, oder bauen Sie ein Haus. Es spielt wirklich keine Rolle, wofür Sie sich entscheiden, solange es sich dabei um etwas handelt, was wirklich Teil von Ihnen ist, etwas, was Sie erkunden oder erschaffen wollen, etwas, was Sie ganz allein in die Wege leiten können.

Unser Selbstwertgefühl wird bestimmt durch das, was wir sind, und durch das, was wir tun. Leben wir in einer ungesunden Beziehung, verlieren wir oft aus den Augen, wer wir sind. Und so wie unsere Identität geschwächt wird, lässt auch unsere Fähigkeit nach, das zu erreichen, was uns besonders wichtig ist. Schlägt man sich einfach nur so durchs Leben, kann es leicht geschehen, dass man seine Gaben und Talente vernachlässigt.

Werden Sie also aktiv! Sie sollen sich aber nicht nur mit irgendetwas beschäftigen, sondern produktiv tätig sein. Tun Sie etwas, was nicht nur Ihre Zeit in Anspruch nimmt, sondern wirklich das Beste, das in Ihnen steckt, zum Ausdruck bringt und bereichert. Hierdurch werden Sie Ihre Einzigartigkeit wieder kennen lernen, Ihre liebenswerten Seiten, die Sie überhaupt erst als Persönlichkeit vollkommen machen.

Hier ein paar Anregungen:

- Am besten ist es, Zeit in etwas zu investieren, was Sie ohne fremde Hilfe zum Abschluss bringen können.
- Achten Sie darauf, dass es sich um etwas handelt, dessen positive Ergebnisse lange Bestand haben werden.
- Wenn möglich, sorgen Sie dafür, dass es Ihnen künftig neue Chancen eröffnet.

Ihnen fallen nicht sogleich ein paar passende Projekte ein? Denken Sie ein wenig länger nach. Vielen dürfte allerdings ohne weiteres etwas einfallen. Fertigen Sie eine Liste an. Wenn Sie glauben, sie ist vollständig, suchen Sie eine Sache aus, mit der Sie beginnen. Wenn Sie sicher sind, dass Sie sowohl über den Willen als auch die Mittel verfügen, das Vorhaben zum Abschluss zu bringen, fangen Sie an. Stellen Sie sich vor, Ihr Projekt wäre ein Zug, der nur an den richtigen Stationen hält und nur die richtigen Fahrgäste aufnimmt, die Ihnen helfen können, ans gewünschte Ziel zu kommen.

Und seien Sie auf dem Weg dorthin Ihr größter Fan.

Tipp 4: Schlafen Sie einmal richtig aus

Trennungen können zwei unerwartete Folgen haben. Wenn Ihr Körper einen Notfall spürt, den Ihr Geist sich möglicherweise weigert anzuerkennen, dann sollten Sie sich nicht wundern, wenn Sie

- pro Woche bis zu einem Kilo Körpergewicht und
- pro Nacht bis zu vier Stunden Schlaf verlieren.

Wenn Sie das eine oder beides bei sich feststellen, können Sie positiv oder negativ reagieren. Der Verlust des Partners kann zum Beispiel ein schmerzlicher Anlass sein, eine Diät zu beginnen, aber wenn Sie ohnehin schlanker werden wollten, kann das Abnehmen eine willkommene Nebenwirkung darstellen. Außerdem ist es normalerweise weniger gesundheitsschädlich, als zur Gewichtsreduzierung Rauchen einzusetzen.

Ähnliche Überlegungen können Sie anstellen, wenn Sie merken, dass Sie nur die halbe Nacht schlafen können. Denken Sie an die viele zusätzliche Arbeit, die Sie erledigen können, an die Bücher, für die Sie jetzt Zeit haben, oder an die neuen Videos, die Sie sich schon immer ansehen wollten.

Aber lassen Sie nicht zu, dass sich dieses Verhaltensmuster fortsetzt. Wenn ein selbst hervorgerufener Erschöpfungszustand zu lange anhält, kann das fatale Konsequenzen haben. Er kann Ihr Urteilsvermögen, Ihre

Fähigkeiten als Autofahrer, Ihre Impulskontrolle beeinträchtigen, Ihre Geduld angesichts von Belastungen wie schwierigen Scheidungsverhandlungen strapazieren und zu untypischen Wutanfällen führen, deren Folgen Sie möglicherweise auf Jahre hinaus schädigen. Jedes Schlafdefizit wird Ihnen zudem die Zeit entziehen, die Sie zum Träumen benötigen. Nach Auffassung mancher Wissenschaftler ermöglicht das Träumen unserem Gehirn, Probleme oder Geschehnisse zu verarbeiten, mit denen wir am Tag konfrontiert worden sind.

William Dement, Professor an der Stanford University, gilt als einer der führenden Autoritäten auf dem Gebiet der Schlafforschung. Er schreibt: »Es gibt zahlreiche stichhaltige Beweise dafür, dass der Schlaf der bedeutendste Faktor für eine Vorhersage der Lebenserwartung ist, vielleicht wichtiger als der Umstand, ob eine Person raucht, Sport treibt, einen hohen Blutdruck oder einen hohen Cholesterinspiegel hat.«

Kurzum: Um geistig und körperlich fit zu bleiben, müssen Sie jeden Tag in der Woche ausschlafen. Die meisten Menschen benötigen einen ununterbrochenen Schlaf von siebeneinhalb bis acht Stunden. Dies gilt vor allem dann, wenn Sie den Drang verspüren, irgendwohin zu gehen, wo Sie Ihre Einsamkeit lindern können, indem Sie ein Bier oder ein paar mehr mit Leuten trinken, die Ihnen im Grunde völlig gleichgültig sind.

Wie aber können Sie es schaffen, auszuschlafen, wenn die Alarmglocken Ihres Körpers die ganze Nacht »Bleib wach!« läuten? Wenn es sich bei Ihrer Schlaflosigkeit um einen bislang unbekannten Zustand handelt, der aus der Trennung resultiert, brauchen Sie vermutlich keine Schlafmittel einzunehmen. Sie benötigen vielmehr einen Plan.

Schlafregeln

Die erste Phase zur Vorbereitung einer guten Nachtruhe beginnt mit der Bewertung Ihrer »Schlafmittel«. Sind Matratze und Kopfkissen bequem? Ist es im Schlafzimmer so dunkel und leise, dass Sie ungestört schlafen können? Wenn nicht, beheben Sie diese Probleme, sobald es geht.

Die nächste Phase eines guten Schlafs beginnt am Nachmittag, ab dem Sie alle koffeinhaltigen Getränke meiden sollten. Auch wenn der größte Teil des Koffeins einige Stunden nach der Aufnahme in den Körper wieder ausgeschieden wird, sind Sie in dieser Zeit eventuell besonders empfänglich für dessen anregende Wirkung. Legen Sie deshalb zwischen der Zeit, in der Sie Kaffee oder Tee trinken, und dem Zubettgehen eine zehnstündige Pause ein.

Um leichter einzuschlafen, können Sie sich auch anderer natürlicher Wirkstoffe bedienen. So wirkt zum Beispiel Tryptophan nachgewiesenermaßen antidepressiv. Tryptophan ist eine essenzielle Aminosäure, von der man weiß, dass sie zu einem gesunden Schlaf verhilft. Sie findet sich in großen Mengen in Fisch, Putenfleisch, Hühnchen, Hüttenkäse, Avocados, Bananen und Weizenkeimen. Statt mit warmer Milch und Keksen sollten Sie es vor dem Zubettgehen einmal mit Avocadopüree versuchen. Wenn Sie möchten, kaufen Sie in einer Apotheke Melatonintabletten und nehmen eine davon zusammen mit Ihrer Zwischenmahlzeit ein.

Reservieren Sie immer ausreichend Zeit zum Ruhen, damit Sie am Morgen aufwachen, ohne dass der Wecker Sie aus dem Schlaf reißt. Wünschen Sie Freunden mindestens eine halbe Stunde vor dem Schlafengehen eine gute Nacht, und beginnen Sie gleich danach mit den Vorbereitungen für eine erquickende Nachtruhe.

Verbringen Sie die letzte halbe Stunde vor dem Schlafengehen außerhalb des Schlafzimmers. Ihr Körper muss lernen, Ihr Bett ausschließlich mit Schlaf zu assoziieren. Gehen Sie nur zu Bett, wenn Sie müde sind, bereit zum Schlafen. Sie werden dann – fast so, als wären Sie ein Pawlow'scher Hund – einschlafen, kaum dass Sie Ihr Haupt aufs Kopfkissen betten. Wenn Sie es sich angewöhnt haben, vom Bett aus fernzusehen, bis der Schlaf Sie übermannt, legen Sie diese Gewohnheit bitte ab. Vermutlich werden Sie feststellen, dass Sie nicht mehr so oft in der Nacht aufwachen und außerdem rascher einschlafen.

Außerdem ist es am besten, sich immer zur selben Zeit schlafen zu legen, und zwar an Wochentagen wie am Wochenende. So arbeiten Sie harmonisch mit Ihrer »inneren« Uhr zusammen.

Tag 5

Sich selbst betrachten

Die Freiheit, wahrhaftig zu sein

Auch ein goldener Käfig kann uns gefangen halten. Wenn Sie sich nicht getraut haben, in Gesellschaft eines anderen Menschen Sie selbst zu sein, dann war Ihr wahres Selbst nicht anwesend und konnte nicht gewürdigt werden. Und das bedeutet, Sie konnten weder um Ihrer selbst willen geliebt werden noch die Freiheit finden, all das auszudrücken und zu ermöglichen, wozu Sie wirklich imstande sind. Zwar kann es zu einer gesunden Beziehung gehören, Opfer zu bringen, aber ein solches Opfer sollte Ihrer Seele keine Fesseln anlegen. Sie können Ihre tiefste Liebe schenken, ohne Ihre Identität preiszugeben.

Lebensverneinende Kompromisse, die Menschen wegen eines Partners eingehen, können im wahrsten Sinne des Wortes tödlich sein. Warum tun wir so etwas? Weil wir einsam sind oder irrtümlich zu dem Schluss kommen, unsere Alternativen seien begrenzt. Aber gab es nicht auch Zeiten in der Beziehung, da Sie mitten in der Nacht aufwachten und sich ganz einsam fühlten und nicht wussten, was Sie tun sollten? Kamen Sie zu dem Schluss, dass Sie mit Ihrem Partner nicht über Ihre Gefühle sprechen konnten und dass das Reden auch nicht geholfen hätte? Wenn ja, dann haben Sie möglicherweise furchtbar viel Zeit mit jemandem verbracht, in der Sie im Grunde ganz allein waren.

Einander kennen zu lernen und ein Paar zu werden wird in unserer Gesellschaft als etwas überaus Schönes idealisiert. Die Blicke von Fremden treffen sich und lassen die Herzen höher schlagen. Wer liebt, weiß, der andere ist »genau der Richtige für mich«. Aber allzu oft treffen sich zwar Blicke, Herzen schlagen höher, und am Ende wird trotzdem keine Liebe daraus. Wie oft haben Sie schon gehört, dass im Freundeskreis ein aussichtsreicher Kandidat anhand der Höhe seines Bankkontos oder eine aussichtsreiche Kandidatin anhand ihres umwerfenden Äußeren beschrieben wurde?

Manchmal ist die »große Auswahl« ein Problem – so viele Kandidaten, aus denen Sie wählen können. Haben Sie sich schon mal durch allzu viele Entscheidungsmöglichkeiten (vielleicht sollte man sie besser »Versuchungen« nennen) wie gelähmt gefühlt? Das ist schon vielen so ergangen.

Wer sich hinsichtlich vernunftgeleiteter Systeme zur Entscheidungsfindung an der freien Wirtschaft orientiert, kann dort ein überzeugendes Modell finden. Wird beispielsweise einem Anbieter vor einem anderen Wettbewerber der Vorzug gegeben, dann beruht das Auswahlverfahren auf systematisch gewichteten Kriterien, anhand deren eine logische Wahl getroffen werden kann. Stellen Sie diesen Prozess dem Anbahnen einer Ehe oder Beziehung gegenüber, bei dem die Tradition der romantischen Liebe diktiert, dass Entscheidungen fast ausschließlich von »Gefühlsmaschinen«, befeuert mit allem Möglichen, vom Körpergeruch bis zur Größe der Hände, angetrieben werden müssen.

Doch es gibt eine neue, rationalere Vorgehensweise, die sich wachsender Popularität erfreut und die eher jenen Systemen zur Entscheidungsfindung ähnelt, die in der Geschäftswelt verwendet werden.

Diese pragmatische Methode zur Wahl des zukünftigen Partners wird in zahlreichen Internet-Partneragenturen und auf deren Websites benutzt. Sie ermöglicht es jenen, die einen Partner suchen, auf Grundlage einer großen Anzahl spezieller Kriterien Menschen kennen zu lernen, die zu ihnen passen. Nach Aussage der Benutzer funktioniert diese Methode – *falls* beide Seiten ehrliche Aussagen über sich treffen. Nehmen wir nun einmal an, Sie und Ihr Expartner hätten Ihre persönlichen Daten in den Computer der Partneragentur eingegeben. Hätten Sie beide so viele Faktoren gemeinsam gehabt, dass man sie einander vorgestellt hätte? Hätten Sie beide über so viele Unterschiede verfügt, die sich ergänzen, dass die Beziehung als ausgewogen angesehen worden wäre?

In der freien Wirtschaft können die Beteiligten, wenn eine falsche Entscheidung getroffen wurde, ihre Fehler analysieren, in der Hoffnung, ihre künftigen Bemühungen produktiver zu gestalten und in neue Bahnen zu lenken. Nach dem Scheitern einer Partnerschaft müssen Sie das Gleiche tun. Alle Beziehungen beinhalten Opfer – aber haben Sie vielleicht den Kopf so weit gesenkt, dass Sie Ihre Identität preisgegeben haben, nur um Ruhe und Frieden zu haben? Mussten Sie Freunde aufgeben, die Sie sehr gern mochten, die Ihr Expartner jedoch nicht ausstehen konnte, Ihre Frisur, ein Hobby, ja eine schrullige kleine Gewohnheit, die stets seinen Zorn erregte? Erkennen Sie nun, dass alles viel müheloser verlaufen wäre, wenn Sie sich bei der Wahl Ihrer Liebe eher von der Vernunft hätten leiten lassen?

Es ist nicht notwendig, jede Facette Ihrer gescheiterten Beziehung zu analysieren. Es genügt, wenn Sie eine ungefähre Vorstellung davon bekommen, warum Sie beide nicht zueinander passten, und sich anschließend davon zu lösen. Eine ungesunde Beziehung bedeutet Einschränkung, Einengung und Ersticken. Eine gesunde Partnerschaft ist eine Erweiterung – das Abenteuer zweier Ichs, die gemeinsam auf die Stärkung der Persönlichkeit des anderen hinarbeiten. Ältere Ehepaare, die seit Jahrzehnten glücklich verheiratet sind, können einander immer noch geistig anregen. Und sich persönlich weiterentwickeln. Ohne die Freiheit, wahrhaftig zu sein, wird ein Teil von Ihnen verkümmert und eingesperrt bleiben und nicht wachsen können.

Wir möchten, dass Sie am heutigen Tag diese vergrabenen Teile Ihres Selbst hervorholen, damit Sie sie erkunden und feiern können. So sind Sie wirklich! Indem Sie die vergessenen Teile Ihres Ichs wieder zum Leben erwecken, verringern Sie außerdem das Risiko, künftig erneut verletzt zu werden.

Je mehr Sie die Außenwelt an Ihrer inneren Wahrheit teilhaben lassen, desto eher werden sich Menschen zu Ihnen hingezogen fühlen, die Sie um Ihretwillen mögen und schätzen. Damit Menschen, die Ihnen wirklich wichtig sind, Sie akzeptieren, müssen Sie sich zunächst selbst annehmen. Hören Sie auf, sich dafür zu entschuldigen, wie Sie sind! Hören Sie auf, sich zu verstecken!

Manchmal verlassen wir eine Beziehung im Zustand großer Verzweiflung, bis wir uns allmählich daran erinnern, dass wir ja auch ein Leben hatten, bevor wir unseren Expartner kennen lernten. Durch diesen Prozess der Wiederentdeckung können wir erneut auf den rechten Weg kommen.

Hier eine einfache Übung. Denken Sie an zwei, drei Sachen, die Ihr »Ex« getan oder nicht getan hat und die bewirkten, dass es Ihnen schlecht ging. Fordern Sie diese fehlenden Stücke Ihres Selbst zurück und geloben Sie, diese nie wieder begraben zu lassen. Tun Sie dies in den nächsten dreißig Tagen so oft wie möglich. Fügen Sie dieser Liste eigene Punkte hinzu.

Wenn Sie über 35 Jahre alt und seit geraumer Zeit nicht mehr in Form sind, lautet unsere erste Empfehlung, einen Arzt aufzusuchen und sich beraten lassen. Wenn Sie unter 35 sind, aber Risikofaktoren haben, sollten Sie ebenfalls Ihren Arzt bitten, dass er Ihnen hilft, wieder fit zu werden. Fragen Sie ihn, mittels welcher Tests Sie seines Erachtens ein ungefährliches, aber allmählich sich steigerndes Fitnessprogramm ausarbeiten können. Die folgenden Richtlinien können Ihnen bei der Ausarbeitung dieses Plans helfen. Entwickelt wurde er vom »Rat zu Fragen der körperlichen Fitness und des Sports« des US-amerikanischen Präsidenten.

Wer umfassende Fitness erlangen möchte, muss seinen Körper in vier verschiedenen Bereichen trainieren. Es ist erforderlich, Ihr Herz-Kreislauf-System, Ihre Muskulatur, Ihre Ausdauer und Ihre Beweglichkeit zu stärken. Um dieses Ziel zu erreichen, sind drei bis vier Trainingseinheiten pro Woche notwendig: Idealerweise sollten Sie jeden zweiten Tag trainieren, tagsüber, abends oder nachts – wann immer es in Ihren Zeitplan passt und Ihnen am meisten Spaß macht. Die Länge der Trainingseinheiten variiert dabei entsprechend Ihrem Al-

Tipp 5: Fitness hilft

Es gibt keinen besseren Weg im Umgang mit Enttäuschungen und seelischem Schmerz, als sich ungefährliche, aber anregende körperliche Bewegung zu verschaffen. Wenn Sie noch nie Sport getrieben haben, Ihrem Genesungsprogramm jedoch die Selbstverpflichtung voranstellen, sich regelmäßig sportlich zu betätigen, können Sie noch vor Ablauf des ersten Monats nach der Trennung in etwas besserer körperlicher Verfassung sein.

Und warum die ganze Mühe? Weil körperliche Fitness Ihre Fähigkeit zur Bewältigung von Stress und psychischem Druck verbessert, Sie aufmerksamer und ausgeglichener macht, als Ventil für Ihren Frust dient, Sie tiefer schlafen lässt und auch hilft, dass Sie Ihr natürliches Selbstbewusstsein und Ihren Frieden mit der Welt wieder finden. Kurzum: Sie schützt Ihre Gesundheit und steigert Ihr Wohlbefinden.

Und wie erreichen Sie diesen wunderbaren Zustand? Sie kennen die Antwort – indem Sie trainieren. Außerdem müssen Sie sofort beginnen, sich richtig zu ernähren, damit Sie mit Ihrem Gewicht in einen Bereich kommen, der Sie, wenn die Zeit gekommen ist, für die nächste große Liebe noch attraktiver macht. Vergleichen Sie hierzu unsere Tipps zur Ernährung auf Seite 94. Einstweilen wollen wir uns auf Ihre umfassende körperliche Fitness konzentrieren.

ter, dem Grad Ihrer Fitness und dem Ziel, das Sie letztlich anstreben. Selbstverständlich müssen Sie weniger oft trainieren, wenn Sie lediglich Ihren allgemeinen Gesundheitszustand verbessern wollen, als wenn Sie den Körper eines Adonis oder einer Aphrodite bekommen möchten.

Der Durchschnittsbürger, dem es einfach um gute Gesundheit geht, sollte jede Trainingseinheit mit einer fünf- bis zehnminütigen Aufwärmphase beginnen. Machen Sie auch Dehnübungen zur Förderung der Beweglichkeit. Jede Trainingseinheit sollte eine zwanzigminütige Sauerstoff verbrennende Aerobic-Übung zur Stärkung des Herz-Kreislauf-Systems enthalten (schnelles Gehen, Schwimmen, Joggen, Radfahren, Rudern, Skilanglauf, Seilhüpfen oder schnelle Wettkampfspiele wie Handball oder Tennis). Eine dreißigminütige Trainingseinheit mit Gewichten zur Entwicklung aller Muskelgruppen sowie Ausdauerübungen sollten das eigentliche Training beenden; zum Abschluss entspannen Sie den Körper einige Minuten durch Gehen oder Dehnübungen.

Um keine unnötigen Risiken einzugehen, achten Sie bitte darauf, dass das Herz-Kreislauf-Training Sie nicht überfordert, insbesondere nicht in der ersten Zeit. Nutzen Sie Ihren Pulsschlag als Richtwert, der bestimmt, wo Ihr Grenzbereich liegt. Das bedeutet, Sie müssen während des Trainings eine Armbanduhr tragen oder eine Uhr sehen können. Um fit zu werden, müssen Sie die Herzfrequenz erhöht, aber in einem für Ihr Alter ungefährlichen Bereich halten. Es gibt mehrere Möglichkeiten zur Berechnung der Pulsfrequenz, die man beim Training aufrechterhalten sollte. Eine einfache Methode besteht darin, das Lebensalter von 220 zu subtrahieren und das Ergebnis dann mit 70 Prozent zu multiplizieren. Folglich müsste bei einem 30-Jährigen die anzustrebende Pulsfrequenz während des Trainings 133 betragen. Messen Sie Ihren Puls zu Beginn und mehrmals während des Trainings, bis Sie spüren, bei welcher Frequenz Sie sich wohl fühlen.

Mit Hilfe von Bewegung können Sie zudem das Verhältnis von Fettgewebe und Muskelmasse optimieren. Allein durch ständiges Kaugummikauen kann man zehn Pfund pro Jahr abnehmen – vorausgesetzt, der Kaugummi enthält keinen Zucker. Selbst bei einem moderaten halbstündigen Training dreimal pro Woche verbrennt der Körper weitere fünf Kilo. Und schließlich stellt sich durch ein kräftiges Training der Stoffwechsel neu ein, sodass Sie auch während der Zeit, in der Sie keinen Sport treiben, mehr Kalorien verbrennen.

Das Wetter spielt für Ihre Trainingseinheiten ebenfalls eine Rolle. Denken Sie daran, sich für das Training im Freien leichter zu kleiden, als Sie es tun, wenn Sie aus dem Haus gehen, um ein wenig frische Luft zu schnappen und sich zu entspannen. Es ist auch nicht ratsam, bei schwülem Wetter oder mit vollem Magen zu trainieren, ganz gleich, wie alt oder fit Sie sind.

Gut, nun haben wir Ihnen erklärt, wie Sie Ihre körperliche Fitness am besten steigern können. Aber vielleicht gehören Sie zu den Menschen, die ihre Trägheit einfach nicht überwinden können. Dann versuchen Sie wenigstens, Ihre Lebensweise so zu ändern, dass Sie etwas mehr Bewegung bekommen als zuvor. Benutzen Sie Treppen statt den Aufzug, planen Sie längere Fußwege vom Bus oder geparkten Auto ein, machen Sie einen

Spaziergang anstelle oder zumindest neben Ihrer kleinen Mittagsmahlzeit, tragen Sie Ihr Gepäck selbst und so weiter.

Jede Veränderung, die bewirkt, dass Sie sich mehr bewegen, ist besser, als alles beim Alten zu belassen.

Tag 6

Innenschau

Der Preis, den Sie zahlen

Trennungen führen häufig zu extremen Einstellungen. Oft macht man allein sich beziehungsweise den Partner dafür verantwortlich: »Die Schuld liegt ausschließlich bei ihm« beziehungsweise »Es ist alles meine Schuld«. Oder: »Hätte ich doch nur dies oder jenes anders gemacht.« So können der eine oder beide Partner schwere seelische Verletzungen davontragen – deren Folgen manchmal noch Monate oder Jahre nachwirken.

Dies kann Psychotherapeuten, die mitunter mehrere Monate benötigen, um ihren Patienten bei der Heilung ihrer seelischen Wunden zu helfen, vor eine langwierige, schwierige Aufgabe stellen. Da die Krankenkassen aber Kosten für psychotherapeutische Leistungen nur begrenzt erstatten, kann es geschehen, dass die von der Liebe Verwundeten die Therapie aus eigener Tasche bezahlen müssen.

Wie gut sind Sie krankenversichert?

Oft ist in einer Beziehung schon mehrere Male »Schluss« gewesen, ehe der endgültige Trennungsstrich gezogen wird. Für manche bietet dies eine gute Möglichkeit, sich allmählich aus der Partnerschaft zu lösen. Andere Beziehungen können gefühllos oder gar gewalttätig enden. In beiden Fällen stellt die Zeit des Schocks unmittelbar nach der Trennung wohl den gefährlichsten Teil des Ablösungprozesses dar. Eine Zeit, in der Sie am liebsten auf sich selbst oder Ihren Expartner einschlagen würden. Sie werden versuchen sich vorzustellen, wie Ihr Leben wohl aussähe, wenn Sie die Uhr zurückdrehen und sich in der einen oder anderen Hinsicht nur ein wenig ändern könnten. Die meisten Menschen sind sich im Klaren darüber, dass es töricht ist, unter einer Glocke von Schuld- und Schamgefühlen zu leben. Doch es gibt ein Problem: Hat man erst einmal angefangen, auf sich einzudreschen, ist es schwierig, wieder aufzuhören. Es kann durchaus sein, dass Sie es am Ende immer wieder tun. So beherrschen Sie nur die hässliche Kunst, emotionale Zeit zu vergeuden.

Es mag so aussehen, als könnten Sie den ganzen Schmerz irgendwie zum Verschwinden bringen, wenn Sie dieselben Gedanken immer wieder Revue passieren lassen. Ein Buddhist intoniert die immer gleichen Mantras, um seinen Geist auf die Leere zu konzentrieren. Aber wenn derselbe Buddhist seine Ängste in die immer gleiche Überprüfung des Gewesenen verwandelte, würde sich auch sein Kummer vertiefen. So wie für jedes Übel gilt: Je mehr Raum wir unserem Schmerz geben, desto länger bleibt er bestehen.

Es ist fast so, als probten Sie den Text für eine Rolle in einem Stück, nachdem der Vorhang zur letzten Vorstellung gefallen ist. Warum sich noch weiter dafür interessieren? Wahrscheinlich rechtfertigen Sie Ihre endlosen Rückblicke mit Ihrem Bemühen, herausfinden zu wollen, was in der Beziehung schief gelaufen ist. War die Ursache mangelnde Reife? Langeweile? Oder einfach

Unduldsamkeit, die jedes Mal einen Wutanfall auslöste? Plötzlich sind die gleichen, vertrauten Gewohnheiten langweilig statt liebenswert, die gleichen alten Fragen schal geworden. Langeweile und die immer gleichen Konflikte sind Signale, die Partnerschaft gründlich unter die Lupe zu nehmen. Erweist sich, dass der Zeitpunkt, sich zu trennen, gekommen ist, spielt es keine Rolle mehr, wer schließlich das Ende verkündet – man kann nicht töten, was bereits gestorben ist, sondern nur den gesunden Menschenverstand aufbringen, die Tatsachen anzuerkennen.

Möglicherweise kommen Sie nicht von dem Gefühl los, dass Ihr Expartner Sie nie richtig angehört oder verstanden hat. Vielleicht möchten Sie immer noch, dass er sich Ihre Bitten anhört. Womöglich werden Sie »rückfällig«, wollen zu ihm zurückkehren und die Geschichte der Beziehung neu schreiben. Das ist ganz normal.

Doch wenn Sie tatsächlich zum Telefonhörer greifen, seien Sie bitte fair zu sich: Rufen Sie sich vorher in Erinnerung, dass es wirklich wehtun *kann*, im Leben weiterzugehen. Zugleich aber kann es Sie enorm bereichern, zumindest mit einer sehr viel besseren Selbsterkenntnis. Vielleicht helfen Ihnen diese Überlegungen, sich ins Gedächtnis zu rufen, warum Sie zu dem Schluss kamen, dass es an der Zeit war, sich wieder auf den Weg zu machen.

Wenn Sie der Versuchung, zum Telefonhörer zu greifen, widerstanden haben, sollten Sie unverzüglich eine Art innere Inventur machen. Überlegen Sie, wie weit Sie im Umgang mit Ihrem Schmerz und Ihrer Genesung schon nach wenigen Tagen gekommen sind. Rufen Sie sich ins Gedächtnis, dass Sie sich wahrscheinlich nicht

Tipp 6: Die Stresskriterien

Selbstverständlich bilden Sie sich den Schmerz, den Sie augenblicklich empfinden, nicht nur ein. Er ist ganz real. Der durch das Ende der zentralen Liebesbeziehung ausgelöste Schmerz kann zu den belastendsten Erfahrungen gehören, die Sie je im Leben machen werden. Müssen Sie Sofortmaßnahmen ergreifen, um zu verhindern, dass der durch die Trennung hervorgerufene Stress Sie erkranken lässt oder gar Schlimmeres? Auf diese Frage gibt es eine einfache, logische Antwort.

Es ist das Verdienst der Ärzte T. H. Holmes und R. H. Rahe, diese Antwort geliefert zu haben, und zwar in Form der von ihnen entworfenen »Social Readjustment Scale« (»Skala zur sozialen Neuanpassung«). Sie verzeichnet eine breite Palette von Faktoren, die Stress erzeugen. Und was noch besser ist: Sie ordnet jedem dieser verschiedenen Ereignisse eine Reihe von »Lebenskrisen-Einheiten« zu, die den Stress bewerten, den jeder Faktor bei einer Durchschnittsperson hervorruft. Gewiss, die Skala ist grob und vereinfachend, aber sie liefert uns doch eine sehr wichtige Erkenntnis: Mit ihrer Hilfe lässt sich nämlich bewerten, in welchem Ausmaß Ihre derzeitigen Lebensumstände sowohl für Ihre Gesundheit als auch für Ihr emotionales Wohlbefinden ein Risiko darstellen.

schlechter fühlen werden als jetzt. Kurzum: Vermutlich werden Sie in besserer Verfassung sein, als Sie es vor einigen Tagen noch erwartet haben. Und in ein paar Wochen sollte es Ihnen *viel* besser gehen als im Augenblick.

Und so können Sie die Tabelle 1 nutzen: Lesen Sie sie, und addieren Sie die Zahlenwerte für jene Lebenskrisen, die Sie in den letzten zwei Jahren durchgemacht haben. Liegt Ihr Gesamtergebnis für diese Zeitspanne über dem Wert von 300 Lebenskrisen-Einheiten, beträgt die Wahrscheinlichkeit gravierender Auswirkungen auf Körper und Geist über 80 Prozent. Liegt der Zahlenwert zwischen 200 und 300, beträgt die Wahrscheinlichkeit, dass Sie krank werden, 50 Prozent. Rangiert der Wert zwischen 100 und 200, besteht eine Wahrscheinlichkeit von eins zu drei zu erkranken.

Dabei ist Folgendes zu beachten: Die Zahlen bedeuten nicht, dass Sie *mit Sicherheit* erkranken. Vielmehr zeigen sie den Zusammenhang zwischen psychisch belastenden Ereignissen und deren Potenzial, Ihre Gesundheit zu beeinträchtigen.

Ein Leben *ohne* Stress kann langweilig bis stumpfsinnig sein; allzu viele Belastungen hingegen können unser Leben gefährden. Selbst wenn Sie jung und bei guter Gesundheit sind, führt der psychische Druck durch allzu viele belastende Ereignisse möglicherweise zu gefährlichen eskapistischen Verhaltensweisen. So kann der übermäßige Konsum von Medikamenten oder Alkohol beziehungsweise die Flucht in unverbindliche sexuelle Begegnungen ein enorm hohes Risiko für Ihre Gesundheit und Ihr Wohlbefinden darstellen. Diese »Fluchten« werden Sie nicht wahrhaft von jenen Belastungen befreien, mit denen Sie konfrontiert sind.

Tabelle 1:

EREIGNIS	Lebenskrisen-Einheiten
Tod des Ehegatten	100
Scheidung	73
Trennung	65
Gefängnisstrafe	63
Tod eines engen Angehörigen	63
Krankheit oder Verletzung	53
Eheschließung	50
Entlassung	47
Versöhnung in der Ehe	45
Pensionierung	45
Veränderung der Gesundheitszustandes eines Angehörigen	44
Schwangerschaft	40
Sexuelle Probleme	39
Die Familie bekommt ein neues Mitglied	39
Berufliche Neuorientierung	38
Veränderung der finanziellen Situation	38
Tod eines engen Freundes	37
Wechsel in ein neues Arbeitsfeld	36
Zunehmende Auseinandersetzungen mit dem Ehepartner	35
Eine hohe Hypothek oder ein hoher Kredit	30
Fälligwerden einer Hypothek oder eines Kredits	30
Wechsel des Verantwortungsbereichs im Beruf	29
Der Sohn oder die Tochter geht aus dem Haus	29
Ärger mit den Schwiegereltern	29
Herausragende persönliche Leistung	28
Ehepartner beginnt eine Arbeit oder hört damit auf	26
Anfang oder Ende der Schulzeit oder des Studiums	26
Veränderung der Lebensumstände	25
Veränderung der persönlichen Gewohnheiten	24
Ärger mit dem Chef	23
Wechsel der Arbeitszeit oder Arbeitsbedingungen	20
Wechsel des Wohnortes	20
Wechsel der Schule oder Hochschule	20
Wechsel im Freizeitverhalten	19
Wechsel in den kirchlichen Aktivitäten	19
Wechsel in den sozialen Aktivitäten	18
Ein mittlerer Kredit oder eine mittlere Hypothek	17
Wechsel der Schlafgewohnheiten	16
Geänderte Zahl der Familientreffen	15
Wechsel der Essgewohnheiten	15
Urlaub	13
Weihnachten	12
Kleinere Gesetzesübertretungen	11

Wenn Sie feststellen, dass Sie sich auf der Stressskala der Lebenskrisen-Einheiten dem Status eines hohen Risikos nähern, ist es an der Zeit, die Belastungen strikt zu begrenzen. Verschieben Sie den Entschluss, den Arbeitsplatz zu wechseln oder umzuziehen, wenigstens eine Zeit lang. Lassen Sie etwas Ruhe in Ihr Leben einkehren, ehe Sie sich weiteren Herausforderungen stellen. Und sorgen Sie dafür, die Ziele Gesundheit und Wohlbefinden so energisch wie möglich zu verfolgen. Ernähren Sie sich gesund, und treiben Sie Sport.

Am wichtigsten aber ist: Es gibt immer einen Weg, diese Zeit voller belastender Gefühle durchzustehen. Weitere Tipps und Informationen zur Verringerung und Bewältigung von Stress finden Sie im Internet zum Beispiel unter den Adressen www.stress-check-up.de oder www.lifeline.de sowie unter www.meine-gesundheit.de

Tag 7

Wertvorstellungen

Der Traumpartner

Ganz gleich, wie gekränkt und verletzt Sie sich am heutigen Tag fühlen mögen, Sie werden Ihren Schmerz abschütteln und Ihren Weg weitergehen, und zwar vermutlich früher, als Sie dies im Augenblick für möglich halten. Auch wenn Sie es für geschmacklos oder unwahrscheinlich halten: Eines Tages werden Sie sich entscheiden müssen, ob Sie sich wieder einen Partner suchen und eine feste Beziehung eingehen wollen.

Es ist übrigens recht wahrscheinlich, dass Sie, wenn Sie dieses Buch lesen, noch nicht bereit sind, Ihr persönliches Programm zur Partnerwahl zu starten. Wenn Sie noch immer unter dem Verlust des letzten Partners leiden, wird es eine Weile dauern, bis Sie Ihre emotionalen Batterien wieder aufgeladen haben und sich wieder von ganzem Herzen einem anderen Menschen zuwenden können.

Schlimmer noch: Wenn Sie dies jetzt zu tun versuchen, dürfte Ihnen eine solche Affäre unmittelbar nach der Trennung keine dauerhafte Befriedigung schenken. Zwar gibt Ihnen die Liebschaft die Möglichkeit, sich am früheren Partner zu rächen, doch weist sie in die Vergangenheit, nicht in die Zukunft.

Dennoch ist es *nicht* zu früh, über die richtige Form der Partnersuche nachzudenken. Zumindest können Ihnen diese Überlegungen helfen, besser zu verstehen, warum Ihre letzte Beziehung gescheitert ist.

Wie ist es also, heutzutage als Single zu leben?

Eine führende US-amerikanische Online-Partneragentur hat kürzlich eine Befragung unter Tausenden ihrer Benutzer durchgeführt. Über drei Viertel der Teilnehmer antworteten, dass die Personen, die sie durch die Agentur kennen lernten, ganz anders seien, als sie sich in den Selbstdarstellungen beschrieben hätten. Was bedeutet dieses Ergebnis? Dass diese Menschen besser im Täuschen sind als im Anbahnen einer Beziehung und im Herstellen von Nähe und Intimität?

Es könnte bedeuten, dass die meisten Menschen, die eine neue Partnerschaft eingehen möchten, in Wahrheit keine klare Vorstellung davon haben, wonach sie eigentlich suchen. Dass sie in Wirklicheit nicht erkennen, wie andere sie wahrnehmen. Oder dass sie es doch wissen, aber Angst davor haben, andere könnten ihr Erscheinungsbild nicht besonders anziehend finden.

Leider hegen viele Erwachsene immer noch Zehntklässlerfantasien hinsichtlich Ihres »Traumpartners«. *Sie* ist eine wahre Göttin, frisch der Bademodenausgabe von *Fit for Fun* entstiegen. *Er* ist ein Märchenprinz (mit großem Immobilienvermögen), der ihrer Rettung entgegenreitet; natürlich muss sie nie wieder arbeiten. Wie die Umfrage der Partneragentur aber auch zeigt, flüchten sich Menschen, um solchen überzeichneten Vorbildern zu entsprechen, häufig in Lügen oder Selbsttäuschungen.

Wie würde Ihr Idealpartner also aussehen? Haben Sie Ihre Vorstellungen kritisch unter die Lupe genommen, oder klammern Sie sich nach wie vor an schülerhafte Fantasien?

Im Augenblick ähnelt Ihr Bild des Traumpartners vermutlich noch der Person, von der Sie sich gerade getrennt haben. Das ist verständlich. Ist es zu einer Trennung gekommen, entsteht eine Leere; uns fehlt der frühere Partner, und vielleicht sehnen wir uns sogar nach ihm. Deshalb ist es ganz natürlich, zu dem Schluss zu gelangen, dass der Expartner ideal gewesen sein muss. Und sobald sie den »bedeutsamen anderen«, die wichtigste Bezugsperson, auserkoren haben, werden manche Menschen geradezu körperlich süchtig nach ihr. Es ist viel über die Rolle geschrieben worden, die das weibliche Hormon Oxytocin für die Bindung von Frauen in Liebesbeziehungen spielt. Bei einigen Frauen kann die sexuell ausgelöste Ausschüttung dieses Hormons unter Umständen sogar eine regelrechte Sucht nach dem Partner erzeugen. Nach Auffassung mancher Forscher könnte dies der Grund dafür sein, dass Frauen mehr Zeit benötigen, um von einer Trennung zu genesen, als Männer. Die meisten Studien belegen aber auch, dass Männer länger brauchen, Trennungen tatsächlich zu überwinden, auch wenn sie schneller wieder eine neue Beziehung eingehen.

Doch heute können Sie sich über Ihre Zehntklässlerdenkweise erheben. Rufen Sie sich in Erinnerung, wie viel Sie bereits in nur wenigen Tagen über sich selbst herausgefunden haben. Nun können Sie neu über Ihren Traumpartner nachdenken. Wodurch müsste sich diese Person auszeichnen? Lassen Sie zunächst Ihre Fantasie spielen, indem Sie positiv über sich selbst denken, so positiv, dass Sie bereit sind, auf all die Arten geliebt zu werden, auf die Sie wirklich geliebt werden möchten. Das bedeutet, Sie wissen, wer Sie sind, und akzeptieren sowohl Ihre Defizite als auch Ihre großartigen Seiten. Im Lichte dieser Klarheit entwerfen Sie sodann ein neues, deutlicheres Bild von der Person, die Sie wirklich lieben wollen.

Stellen Sie sich als Erstes vor, dass der Zeitpunkt gekommen ist, sich erneut nach einem möglichen Partner umzusehen. Wer würde *Sie* zum Partner haben wollen? Was für eine Art Mensch würden Sie jetzt in Ihrem Leben willkommen heißen? Entwickeln Sie eine Fantasievorstellung auf Grundlage Ihrer wirklichen Wünsche, indem Sie vom Idealpartner ein *realistisches* Bild zeichnen. Vergessen Sie alle materiellen Erwägungen. Stellen Sie sich die besonderen Eigenschaften eines Menschen vor, dessen Wesen und persönlicher Integrität Sie wirklich vertrauen und den Sie lieben könnten. Welche Charakterzüge dieser Person würden Sie besonders anziehend finden? Warum sind diese Ihnen derzeit wichtig?

Wenn Sie sich mit Hilfe Ihrer neu gewonnenen Klarheit auf die Suche nach einer neuen Liebe begeben, werden Sie feststellen, dass Sie »nein« zu Kandidaten sagen, die nicht zu Ihnen passen und die Sie nicht glücklich machen werden. »Vielleicht« sagen Sie zu jenen, welche die gesuchten Charakterzüge anscheinend besitzen. Wenn einer von Ihnen nicht tanzen mag, dann ruiniert das nicht gleich die Beziehung. Aber wenn Sie beide einige wichtige Wertvorstellungen teilen und die Unterschiede sich gut ergänzen, wenn Sie die Geschichten und Kämpfe des anderen zu schätzen wissen, gemeinsam lachen und sogar weinen können, dann kann man sicherlich davon ausgehen, dass eine gegenseitige Anziehung besteht.

Stellen Sie sich diesen Partner nun im Geiste vor. Machen Sie sich mit seinem Bild und seiner Persönlichkeit vertraut. Denken Sie über jene Charakterzüge nach, nach denen Sie wirklich suchen, beziehungsweise nach denen Sie suchten, bevor Ihr Expartner auftauchte. Überlegen Sie, warum Sie nicht schon vor langer Zeit nach einem solchen Menschen Ausschau gehalten haben. Was hat Sie davon abgehalten, jene Liebe zu bekommen, nach der Sie sich sehnten und die Sie wahrhaft verdienten? Wurden Sie durch die Angst, am Ende allein dazustehen, von Ihrer letzten Partnersuche abgebracht? Einsamkeit ist ein schreckliches Handlungsmotiv. Doch ohne die negativen Einflüsse, die Sie im Augenblick zurückhalten, werden sich Ihre Möglichkeiten beträchtlich erweitern.

Eines Tages, falls oder wenn Sie Ihr Interesse an Beziehungen erneuern können, wartet möglicherweise Ihr Traumpartner auf Sie. Es kann allerdings sein, dass er nicht auf einem weißen Pferd oder im Designerbadeanzug daherkommt. Wird ein einfacher Mittelklassewagen auch reichen? Ja, Sie können Ihre Wertvorstellungen ändern. Stellen Sie sich also nicht taub, wenn das Glück an Ihre Tür klopft.

Psychisch ausgeglichene Menschen nutzen das Zusammenspiel dieser vier geistigen Kräfte, um ihre real existierenden Lebensumstände zu bewältigen. Dagegen betrachten wir denjenigen, dessen Verhalten allein von Gefühlen gesteuert wird, zumeist als jemanden, der Schwierigkeiten hat, seine Gefühlsregungen zu beherrschen, emotionale Reife zu erlangen oder sich in die Gesellschaft einzugliedern.

Tipp 7: Verstand schlägt Gefühl

Wir gehen davon aus, dass verdrängte Gefühle die Ursache von verborgenem Schmerz und persönlichem Unglück sein können. Allerdings hat die derzeit modische Akzentuierung der Bedeutung von Gefühlen möglicherweise zu der weit verbreiteten Fehleinschätzung geführt, das Gefühl und nicht der Verstand sollte der Faktor sein, der unser Handeln in erster Linie bestimmt.

Der bedeutende Psychoanalytiker Carl Gustav Jung hat betont, dass der Mensch die Welt auf vier Weisen erlebt:

- mit seinem Verstand,
- mit seinen Gefühlen,
- mit seinen Sinnesempfindungen,
- mit seinen Intuitionen.

Nach Auffassung eines anderen Psychoanalytikers, Nathaniel Branden, haben unsere Gefühle ihren Ursprung in der Kindheit und werden entweder als Lust oder Schmerz erlebt. Wir lernen, das eine oder andere mit unseren Erlebnissen zu assoziieren. Im Lauf der Zeit bezeichnen wir dann eine bestimmte Art von Lust als »Liebe«, eine andere Art als »Lachen«. Und wir lernen, den einen Schmerz »heiß« zu nennen, wogegen sich ein anderer »scharf« oder »sanft« anfühlt. So entsteht in uns nach und nach das komplette Spektrum der Gefühle, wobei sich Lust und Schmerz sogar verbinden können (Dabei geht es nicht um Sadomasochismus. Mögen Sie heißes Essen? Oder dass man Sie kitzelt?).

Branden schreibt weiter: Wenn wir lernen, ein bestimmtes Erlebnis mit einem bestimmten Gefühl zu assoziieren, das dieses hervorruft, haben wir der Sache, die diese Empfindung weckt, einen Wert oder eine Bedeutung zugeschrieben. Freuen Sie sich auf eine Fahrt in der Achterbahn? Dann schreiben Sie ihr eine positive Bedeutung zu. Haben Sie Angst vor Achterbahnfahrten? Dann besetzen Sie diese mit einem negativen Wert.

Folgen Sie unseren Ausführungen bitte noch etwas weiter, denn gleich wird es wirklich wichtig: Branden behauptet nämlich des Weiteren, dass unsere Gefühle aus dem Unterbewusstsein stammen. Das Unterbewusstsein erzeugt eine fast augenblickliche Zusammenfassung all unserer Erlebnisse mit der Sache, auf die wir im nächsten Augenblick reagieren werden. Diese Zusammenfassung stellt einen körperlichen Ausdruck unserer Werte in Reaktion auf dieses Objekt dar. Man zeige mir einen knurrenden Cockerspaniel, und im Nu fühle ich die Wut und die Frustration, die ich im Alter von sieben Jahren empfand, als der kleine Cocker meines Freundes mich gebissen hat und ich nicht zurückbeißen konnte (schließlich saß die Mama meines Freundes direkt daneben).

Worauf wollen wir hinaus? Als Nächstes erläutert Branden – zutreffend –, dass wir unsere Gefühle und Gedanken in Bezug auf bestimmte Dinge nicht einfach mit Hilfe unserer Willenskraft ändern können. So sehr wir uns auch anstrengen – wir können den Schmerz, den wir wegen des Verlusts eines geliebten Menschen oder Partners möglicherweise empfinden, nicht einfach »fortwünschen«.

Die Branden'sche Psychologie bietet jedoch einen Hoffnungsschimmer: Zwar können wir unsere Gefühle nicht ändern, dafür aber unsere Werte, und zwar, indem wir sie mit dem Verstand sorgfältig prüfen und neue Prioritäten setzen. Ich werde mich zwar nie dazu überwinden können zu *fühlen*, dass Cockerspaniels ganz liebe Tiere sind und nie kläffen. Doch wenn ich genügend angestrengt über ihre guten Eigenschaften *nachdenke*, werde ich letztlich vergeben und vergessen können – oder diese Hunderasse sogar in einem ganz neuen, positiven Licht sehen.

Dies alles vermag die Kraft des menschlichen Geistes, die darin besteht, Gefühle nicht zu erzwingen oder zu beherrschen (was ohnehin absolute Zeitverschwendung wäre), sondern sie im Zuge sorgfältiger Überlegungen und der Neufestlegung der eigenen Werte abzuwandeln.

Verstand schlägt Gefühl – wenn man sich genug Zeit lässt.

Sind Sie im Augenblick gekränkt und wütend? Was hat diese Empfindungen erzeugt? Das Gefühl, jemanden, den Sie liebten, verloren zu haben? Gefühle des Verletztseins und der Wut, weil man Sie betrogen hat? Angst und Verzweiflung, weil Sie sich gezwungen sahen, jemanden zu verraten, den Sie früher einmal geliebt haben? All diese Gefühle des Verletztseins lassen sich schneller überwinden, wenn Sie den Dingen, die Ihnen Schmerz bereiten, neue Werte oder Bedeutungen zuschreiben.

Schätzen Sie Ihren Expartner immer noch? Erwarten Sie realistischerweise, in zehn Jahren das Gleiche über ihn zu denken und zu fühlen? Welchen Wert werden Sie diesem Menschen in jener fernen Zeit wahrscheinlich zuschreiben? Was hält Sie davon ab, Ihre augenblickliche Einschätzung zu ändern, und zwar im Vergleich damit, wie Sie ihn in einem Jahrzehnt schätzen werden?

Tag 8

Ein anderer Blickwinkel

Wenn uns der frühere Partner fehlt

Wie verblüffend! Sie haben die erste Woche nach Ihrer Trennung bereits überstanden und sowohl einige schlechte als auch gute Momente erlebt. Aber die hoffnungsvollen Zeichen bedeuten nicht, dass Ihr Expartner Ihnen nicht mehr fehlt. Vielleicht würden Sie dieses Buch sogar am liebsten in die Ecke schleudern, zum Telefonhörer greifen und Ihren Ex anrufen, um sich in das alte, vertraute Leid zu flüchten, anstatt produktiv mit Ihrer neuen Einsamkeit umzugehen.

Doch wenn Sie davon überzeugt sind, dass die Beziehung vorbei ist, werden sich diese Regungen allmählich verflüchtigen. Mittlerweile sehen Sie Ihren Expartner aus einem anderen Blickwinkel. Dass man jemanden vermisst, kann dazu führen, den Grund für die Trennung zu vergessen. Wenn Sie zurückkehren, sagen Sie vielleicht schon nach kurzer Zeit: »O ja, jajaja! *Genau deshalb* habe ich mich getrennt.« Möglicherweise fallen Ihnen sogar einige der glücklichen Momente ein, die Sie zusammen erlebt haben. Vermutlich werden Sie sich aber auch daran erinnern, welchen Preis Sie für die guten Zeiten zahlen mussten.

Mithilfe der folgenden Übung können Sie Ihre flüchtigen Verlustschmerzen lindern und jeden möglicherweise verspürten Drang verringern, Ihrem Expartner um der Versöhnung willen entgegenzukommen, selbst wenn Sie einen exorbitanten Preis dafür bezahlen müssten.

Überlegen Sie, was Ihnen hinsichtlich Ihres früheren Partners am meisten fehlt. Vergleichen Sie das Ergebnis mit der Antwort auf folgende Frage: Waren Sie nach jemandem süchtig, der Ihnen nicht gegeben hat, was Sie brauchten? Dann stellen Sie sich vor, womit Sie das bezahlen mussten. Denken Sie an die wenigen Nettigkeiten, die Sie im Tausch dafür akzeptierten, dass es Ihnen schlecht ging oder dass Sie an sich selbst zweifelten.

Das nächste Mal, wenn Ihnen Ihr Expartner fehlt oder Sie müde oder traurig sind, sollten Sie zu dieser Seite zurückblättern und sagen: »Ja, mein ›Ex‹ fehlt mir, wegen der schönen kleinen Dinge, aber ich weiß auch, womit ich das bezahlt habe. Und dieser Preis war und wird immer zu hoch sein!«

Derartige Eingeständnisse können schmerzlicher sein als das ursprüngliche Gefühl des Verlusts. Es könnte Ihnen schwer fallen, der Versuchung zu widerstehen und standhaft zu bleiben. Doch je mehr Sie Ihre rechtmäßige Position behaupten, desto glücklicher werden Sie am Ende sein.

Sie müssen kein Opfer sein, egal von wem, wenn Sie beschließen, sich nicht in diese Rolle drängen zu lassen. Doch wer weiß, wie er Sie »auf die Palme bringt«, kann noch an den Wunden rühren, die Sie nach der kürzlich erlittenen Trennung davongetragen haben. Es tut

Tipp 8: Essen, das glücklich macht

Wer braucht schon Diäten? Für manche Menschen kann die Trennung vom Partner das müheloseste Programm zum Abnehmen sein, das sie sich je gewünscht haben. Drastischer Gewichtsverlust ist eine verbreitete Folge der psychischen Belastungen, die das Ende einer Kernbeziehung mit sich bringt. Die üblichen Ursachen sind Appetitlosigkeit, das Verbrennen von Kalorien während schlafloser Stunden sowie veränderte Ernährungsgewohnheiten. Werden diese Veränderungen nicht zurückgenommen, können sie das Abgleiten in eine Depression oder noch gravierendere, lebensbedrohliche Krankheiten verstärken.

Bei anderen führt der Verlust des Partners dagegen möglicherweise zur Gewichtszunahme. Erinnern Sie sich daran, dass auch ständiges Essen das Gefühl der inneren Leere nicht ausfüllen wird. Vielleicht baut es nur eine Mauer aus Fleisch auf, die andere Menschen auf Distanz hält. Ratschläge für Übergewichtige finden sich überall: Nehmen Sie sie an, wenn Sie sie brauchen.

zwar weh, dass der frühere Partner nicht mehr da ist. Aber wenn Sie den Trennungsprozess mit Würde durchstehen, können Sie mit mehr Stolz und innerer Gelassenheit daraus hervorgehen, als Sie jemals an sich erlebt haben.

Auf jeden Fall müssen Sie sich vor den Auswirkungen von Stress schützen. Sie können sich mit guter Ernährung dagegen wehren. Hier einige Hinweise auf Nahrungsmittel mit kräftigender Wirkung.

Schokoladensucht: keine Sünde

Seid guter Dinge, ihr Schokoladesüchtigen! Die Gerüchte stimmen: Schokolade kann tatsächlich helfen, die Stimmung zu heben. Denn erstens enthält Kakao einen chemischen Stoff (Anandamid), der dieselbe Region im Gehirn stimuliert wie Marihuana. Aber keine Sorge: Laut Schätzungen eines Experten müssten Sie bei einem Körpergewicht von 65 Kilo etwa 12 Kilo Schokolade essen, um davon »high« zu werden.

Zweitens trägt Schokolade dazu bei, dass das Gehirn Opioide produziert, opiumähnliche Substanzen, die Schmerzen lindern und ein leichtes Gefühl der Glückseligkeit hervorrufen.

Und drittens enthält Schokolade darüber hinaus einen den Amphetaminen verwandten Stoff, das Phenyläthylamin, das mitunter auch als »Liebesdroge« bezeichnet wird. Es wirkt blutdrucksenkend, beschleunigt den Puls und lässt den Blutzuckerspiegel steigen. Das Koffein in der Schokolade kann zudem die Aufmerksamkeitsleistung steigern.

Aber auch hier gilt: Machen Sie sich keine Sorgen. Laut Aussage eines weiteren Ernährungsexperten müssten Sie mehr als zwölf Schokoriegel essen, um einen »Koffeinstoß« zu bekommen, der einer Tasse Kaffee gleichkäme.

Lassen Sie sich aber nicht dazu hinreißen, eine Packung mit Ihren Lieblingspralinen zu kaufen. Am besten verzehrt man Schokolade in Form eines Bechers leicht gesüßten Kakaos vor dem Schlafengehen. Die warme Milch sollte Ihnen helfen, einzuschlafen – auf natürlichem Wege.

Kohlenhydrate und Vitamine, die Sie brauchen

Das menschliche Gehirn benötigt zur natürlichen Regulierung der Gemütslage einen chemischen Stoff namens Serotonin. Wenn Ihr Körper eine gehörige Portion davon ausschüttet, fühlen Sie sich gut. Müssen Sie sehr lange ohne dieses Glückshormon auskommen, sind Sie möglicherweise deprimiert. Wie können Sie dafür sorgen, dass Ihr Körper diesen Stoff in ausreichender Menge produziert? Indem Sie 40 bis 60 Prozent Ihres Kalorienbedarfs mit komplexen Kohlenhydraten wie Obst und Gemüse, Milcherzeugnissen, Bohnen, Getreideprodukten und Frühstücksflocken decken. Und indem Sie Schwankungen im Blutzuckerspiegel und die jähen Energie- und Stimmungsumschwünge vermeiden, die der Verzehr von Zucker, selbst von Fruchtzucker (Fruktose), in Säften oder alkoholfreien Getränken auslösen kann. Unseres Erachtens sollte man auch auf künstliche Süßstoffe verzichten, da sie krankheitserregende Bestandteile enthalten können. Ist Ihr Hunger auf Süßes gestillt, stellen Sie möglicherweise sogar fest, dass Sie klarer denken und eine Pilzerkrankung (Soor, Candidiasis), unter der Sie eventuell leiden, abklingt.

Jede Form von Mangelernährung ist zu vermeiden. Mangelernährung steht wahrscheinlich in einem engen Zusammenhang mit Depressionen. Das heißt: Nehmen Sie Nahrungsergänzungspräparate zu sich, die B-Komplex-Vitamine enthalten, insbesondere Folsäure, Thiamin, Riboflavin, Niacin und B6. Zudem möchten wir Sie ermutigen, morgens 2 000 Milligramm der nicht essenziellen Aminosäure 1-Tyrosin einzunehmen. Solche Präparate sind in den meisten Apotheken erhältlich. Wenn Sie auf Nummer sicher gehen möchten, bitten Sie Ihren Arzt, Ihnen ein Nahrungsergänzungsmittel zu verschreiben, das Tryptophan enthält, und nehmen Sie 2 000 Milligramm zur Schlafenszeit ein. Oder essen Sie jeden Abend vor dem Schlafengehen 100 Gramm Putenbrust.

Verzichten Sie auf koffeinhaltige Getränke nach der Mittagszeit. Sie brauchen Ihre Ruhe. Versuchen Sie, nicht mehr als eine Tasse Kaffee pro Tag zu trinken. Was den Alkohol betrifft: Schränken Sie sich auf höchstens ein Glas am Tag ein, vorzugsweise mindestens vier Stunden vor der Schlafenszeit. Es ist allzu leicht, das Zeug als Krücke zu benutzen. Warum das Risiko eingehen? Und wenn Sie zu depressiven Verstimmungen neigen, sollten Sie Alkohol ganz meiden.

Fett hat auch etwas Gutes

Recht häufig wird behauptet, dass jegliches Fett in der Ernährung von Übel sei. Zugegeben, übermäßiges Ernährungs- oder Körperfett kann zu Herzerkrankungen und einigen Formen von Krebs führen. Doch meistens ist man übergewichtig, weil man zu viele einfache Kohlenhydrate und die falschen *Arten* von Fett zu sich nimmt.

Ob Sie es glauben oder nicht, manche Arten von Ernährungsfett sind für den Organismus unverzichtbar. Diese müssen Sie sich zuführen, oder Sie sterben beziehungsweise setzen zumindest Ihre geistige Gesundheit aufs Spiel. Schließlich besteht Ihr Gehirn überwiegend aus Fettgewebe. Um bei guter Stimmung zu bleiben, müssen Sie daher die richtigen Arten von Fett in ausreichender Menge zu sich nehmen. Dazu gehören unter anderem Omega 3-Fettsäuren aus Pflanzen, Nüssen und Samen sowie Eicosapentaensäure (EPA) und Docosahexaensäure (DHA) aus Ölen in Fischen und Meerestieren. Wenn Sie Fisch nicht mögen, besorgen Sie sich in einer Apotheke EPA-Gelantinekapseln und nehmen täglich ein, zwei davon ein.

Die Apotheke der Natur

Wenn Sie glauben, Sie würden ernsthaft depressiv, bitten Sie Ihren Arzt, Ihnen ein Medikament zu verschreiben. Vor einer solch schwerwiegenden Entscheidung sollten Sie jedoch den Gebrauch von Nahrungsergänzungsmitteln und Heilkräutern in Betracht ziehen, die ebenfalls Ihre Stimmung heben können.

Seit geraumer Zeit zieht eine bestimmte Heilpflanze, das Johanniskraut (*Hypericum perforatum*), in den Medien große Aufmerksamkeit auf sich. Es wirke, so heißt es, gegen Bakterien, Viren und Pilze und könne, wenn man zwei oder drei Tassen als Tee trinkt, einige Fälle von Depression und chronischem Müdigkeitssyndrom binnen eines Monats heilen. Es enthält einen chemischen Stoff, das so genannte SAM-e, die Kurzform für S-Adenosylmethionin.

SAM-e ist eine chemische Substanz, die der menschliche Körper aus der Aminosäure Methionin aufbaut, von der man annimmt, dass sie die Wirkung des »Glücks«-Hormons Serotonin verstärkt. Im Rahmen einer dreiwöchigen Studie, die in Europa durchgeführt wurde, wirkte sich die tägliche Einnahme von 1 600 Milligramm Johanniskraut bei 61 Prozent der depressiv verstimmten Personen positiv aus. Dieses Ergebnis war etwas besser als das von Tofranil, einem verschreibungspflichtigen Antidepressivum, dessen Einnahme bei 59 Prozent der Probanden stimmungsaufhellend wirkte.

Die längere Einnahme von Johanniskraut kann jedoch zu Schädigungen der Niere und der Blase sowie zu erhöhter Lichtempfindlichkeit führen. Vergewissern Sie sich, dass Sie keine verschreibungspflichtigen Arzneien einnehmen. Denn bei gleichzeitiger Anwendung von Schmerzmitteln, Diätpillen, Asthma-Medikamenten, abschwellenden Mitteln sowie Amphetaminen kann Johanniskraut unangenehme Reaktionen hervorrufen.

Andere antidepressiv wirkende Heilkräuter enthalten die wohlschmeckende Zitronenmelisse, die auch als Beruhigungsmittel genommen werden kann. Lakritze und Gartensalbei (Echter Salbei, *Salvia officinalis*) besitzen angeblich ebenfalls antidepressive Wirkungen. Salbeitee kann Ihnen rasch helfen, angesichts von Panik- oder Stressreaktionen Ihr seelisches Gleichgewicht wiederzufinden.

Ist es nicht wunderbar, dass die Natur diese Möglichkeiten bereithält, den Schmerz über einen Verlust, wie Sie ihn erlitten haben, zu lindern?

Tag 9

Vertrauen

Schule des Vertrauens

Heute ist der Tag, an dem Sie das Thema Vertrauen näher erkunden. Wir wollen überprüfen, wie viel Misstrauen Sie Ihrem Expartner entgegenbringen. Lassen Sie uns auch überlegen, wie Sie wieder genügend Vertrauen finden, damit Sie andere positive Beziehungen aufrechterhalten können.

Beginnen wir unsere kleine Untersuchung mit einer unangenehmen Wahrheit: Oft liegen die wahren Ursachen des Misstrauens in uns selbst. Wenn Sie nie gewillt waren, Ihrem Expartner vollkommen zu vertrauen, warum haben Sie sich dann gewundert, als er sich als unzuverlässig erwies?

Anders ausgedrückt: Menschen, denen Sie vertrauen, werden sich manchmal dieses Vertrauens als würdig erweisen. Doch bei Personen, deren Motiven Sie misstrauen, wird sich fast *immer* herausstellen, dass Ihr Argwohn berechtigt war. Kurzum: Gebührende Vorsicht ist gut, ungerechtfertigtes Misstrauen hingegen zerstört mit absoluter Sicherheit jede Beziehung.

Ihnen fehlt die Liebe, die Sie früher einmal hatten, der Trost, den Sie einst genossen? Doch könnte es nicht sein, dass Sie etwas vermissen, was es nie gegeben hat? Als es zu einem echten Bruch der Treue oder des Vertrauens kam, bestand vielleicht schon gar keine richtige Beziehung mehr. Aber man kann leicht in Verwirrung geraten, wenn man erkennen will, wer tatsächlich die Treue gebrochen hat. Das ist so ähnlich, als wenn man sich fragen würde, wer wen zuerst aufgehört hat zu lieben. Vertrauen bedeutet nicht einfach nur Loyalität. Sie kann auch Beständigkeit, Verlässlichkeit und Anstand einschließen.

Misstrauen entsteht, wenn eine Übereinkunft – ob nun mündlich, schriftlich oder einfach nur vorausgesetzt (wie gewöhnliche Höflichkeit) – verletzt wird. Wutanfälle, der Umstand, dass man die Beziehung für eigene Zwecke funktionalisiert, die plötzliche Streichung erwarteter emotionaler Zuwendungen – das alles kann zur Zerstörung des Vertrauens führen.

Offenbar ist der Mangel an Bereitschaft, dem anderen zu vertrauen, ebenso oft der Grund für die gegenwärtigen Trennungen von Ehen und Zerwürfnisse in Beziehungen wie die gängigeren Geschichten von Verrat und Ehebruch. Wir leben in einem Zeitalter des Misstrauens, in dem Liebe zur Geisel für gescheiterte Hoffnungen wird. Allzu oft werden wir schuldig gesprochen, ehe unsere Schuld bewiesen ist. Zwar behaupten die Partner, einen Bund fürs Leben eingehen zu wollen, doch ihre Beziehung scheitert, weil ihr ein festes Fundament des guten Willens fehlt.

Die Verhältnisse waren einfacher, als Untreue lediglich bedeutete, dass der Partner fremdging. In heutigen Beziehungen glauben wir offenbar nicht daran, dass der Partner uns treu bleibt. Uns ist der Glaube verloren gegangen, dass eine Partnerschaft halten wird beziehungsweise dass zwei Menschen die vielen Anfechtungen, die gegenwärtigen und vor allem die längst vergangenen, bestehen und überwinden können.

Beziehungen, in denen die Partner einander nicht vertrauen, laufen meist auf nichts anderes als auf manipulative Koabhängigkeit hinaus. Sie gleichen einem Netz, in dem sich zwei Menschen verheddert haben, sodass sie sich mit weniger begnügen, als jeder Einzelne möchte. Weil aber keiner von ihnen in der Beziehung glücklich ist, wünschen sich am Ende beide, allein zu sein. Bis es so weit ist, hegen sie insgeheim die Sehnsucht, mit jemandem zusammen zu sein, den sie wahrhaft lieben können und der ihre Liebe erwidert. Aber weil diese Menschen einander nur schwer vertrauen können, geben sie sich mit weniger zufrieden, als sie ersehnen, und wundern sich schließlich, dass ihr Liebesleben ein einziger Scherbenhaufen ist.

Kommen Ihnen diese Sätze bekannt vor?

Wenn Sie jemandem vertrauen möchten, vor allem eines Tages in einer neuen Liebesbeziehung, dann können Sie sich darauf verlassen, dass er die gleichen menschlichen Schwächen haben wird wie Sie und, genauso wie Sie, Fehler begehen wird. Am wichtigsten aber ist: Haben Sie Vertrauen, dass seine Absichten von Liebe inspiriert sind. Um diese Chance zu ergreifen, um diese Stärke aufzubringen, müssen Sie sich gefühlsmäßig an die ungewisse, aber hoffnungsvolle Zukunft binden, und zwar ab diesem Zeitpunkt in der Gegenwart, der zu Ihrer Vergangenheit werden wird. Dadurch werden Sie leichter zu Ihren wahren, von Liebe erfüllten Idealen zurückkehren, und Ihr Körper, Geist und Ihre Seele können zu ihrer wahren Mitte zurückfinden.

Tipp 9: Wasser wirkt Wunder

Zu den vielen Dingen, die Ihre Heilung fördern, gehört Wasser. Das Erste, was man mit einer Wunde macht, ist, sie auszuwaschen. Deshalb möchten wir Sie eindringlich bitten, immer wenn Sie es können, Trost in Form von Wasser zu tanken – ob nun durch ein erfrischendes Getränk oder ein beruhigendes Aromatherapie-Bad.

Warum ist Wasser eigentlich so nützlich? Der Grund ist nicht nur, dass es sich um die dominierende chemische Verbindung im menschlichen Organismus handelt. Es liegt nicht einmal daran, dass wir die ersten neun Lebensmonate in der mit Fruchtwasser gefüllten Gebärmutter verbringen. Die Ursachen könnten durchaus noch viel tiefer liegen: in Menschheitserinnerungen, wenn Sie so wollen. Wir haben den leisen Verdacht, dass jene, die behaupten, der Mensch habe sich aus einer Primatenart entwickelt, die am Meer lebte, Recht haben. Der Mensch hat viele Reste seines Lebens am Wasser bewahrt. Unser haarloser Körper, die Häute zwischen unseren Fingern und Daumen, die Tatsache, dass wir uns von Angesicht zu Angesicht lieben, die Form unserer nach unten weisenden Nase sowie die Art, wie unsere Lunge und der Atmungsapparat auf das Eintauchen in Wasser reagieren – all das sind Hinweise darauf, dass wir für ein Leben im Wasser gut gerüstet waren.

Vielleicht ist dies auch der Grund, weshalb viele Psychologen im Meer ein Traumsymbol der Geborgenheit und des Ganzseins sehen.

Wenn Sie mit dieser Art von Vertrauen ein wenig Erfahrung sammeln müssen, sollten Sie das zunächst mit Fremden üben. Erzählen Sie der nächsten neuen Bekanntschaft, mit der Sie sprechen, etwas über sich, was Sie normalerweise verschweigen würden, etwas, dessen Sie sich aufrichtig schämen, das Ihnen an sich nicht gefällt oder das Sie sich immer noch genieren einzugestehen. Wahrscheinlich werden Sie verwundert feststellen, dass das Wagnis einer solchen Selbstoffenbarung beim Gegenüber Beschützerinstinkte weckt, und zwar aus Dankbarkeit darüber, dass Sie ihm gezeigt haben, wie verletzlich Sie sind.

Wie man so sagt: *Die Liebe hält die Welt in Gang* …

Was kann man tun?

Weil Wasser ein ganz besonderes Element für die Menschen darstellt, können Sie Trost darin finden, wenn Sie auf verschiedene Weise Gebrauch davon machen. Dieser Trost wird dazu beitragen, dass die Wunde Ihres Verlusts heilt. Hier einige Vorschläge, die Sie umsetzen können, um Ihre Gefühle mit Hilfe von Wasser neu zu beleben.

- Finden Sie Trost und Beruhigung in einem Duschbad. Duschen Sie mindestens einmal pro Tag – aber nicht nur, um Haut und Haare zu waschen, sondern um den sinnlichen Genuss zu spüren, wenn das warme Wasser über den Körper strömt. Lassen Sie es über den Nacken rinnen. Dort wird Ihr Körper-»Thermostat« eingestellt. Wenn Sie warmes Wasser über die Stelle unten am Nacken fließen lassen, werden Sie auch bei klirrender Kälte nicht frieren. Oder lassen Sie kaltes Wasser über diese Stelle strömen, wenn es draußen brütend heiß ist.

- Gehen Sie in eine Sauna. Es ist eine großartige Möglichkeit, um den Körper von Giftstoffen zu reinigen; und hinterher gönnen Sie sich eine erfrischende Dusche.
- Wenn Sie sich etwas richtig Gutes gönnen wollen, nehmen Sie ein ausgiebiges Bad. Lassen Sie das Wasser so heiß einlaufen, wie Sie es aushalten, und spüren Sie, wie sich jeder Muskel im Körper immer mehr entspannt. Wenn's geht, nehmen Sie ein heißes Bad in einem Whirlpool. Es gibt nichts Stärkenderes als die kräftigen Wirbelströme dieser Apparate. Es bereitet sinnlichen Genuss, ohne dass sexuelle Würze hinzukommen muss. Oder Sie nehmen ein ausgiebiges Schaumbad oder fügen dem Badewasser ein Badeöl mit einem schönen Duft hinzu, um den Badegenuss noch zu steigern.
- Erkundigen Sie sich unter dem Stichwort »Floating-Tanks« bei einer Internetsuchmaschine nach Nutzungsmöglichkeiten dieses alternativen Heilverfahrens; leider gibt es noch nicht sehr viele dieser Schwebebäder in Deutschland. Floating-Tanks enthalten ein flaches Becken mit hautwarmem Wasser, das mit Bittersalz gefüllt wurde. Das Wasser ist so schwer, dass Sie sich mühelos auf der Wasseroberfläche treiben lassen können. Wenn die Möglichkeit besteht, ein solches Schwebebad zu mieten, legen Sie sich eine Stunde lang in den abgedunkelten, lichtlosen Tank, von dem Sie bald nicht mehr spüren, dass er mit

Wasser gefüllt ist. Am Ende werden Sie ein Gefühl der Schwere- und Zeitlosigkeit erleben. Es könnte die tiefstreichende Entspannungserfahrung Ihres Lebens sein.

- Gehen Sie schwimmen. Es bietet die hervorragende Möglichkeit, Leib *und* Seele zu trainieren; außerdem laufen Sie dabei kaum Gefahr, einzelne Muskelgruppen überzubelasten. Wenn Sie das nächste Mal schwimmen, nehmen Sie alles wahr: Wie Sie atmen, wenn Sie ins Wasser gehen, und wie sich die Feuchtigkeit auf der Haut anfühlt. Und zwar vom ersten Eintauchen bis zu dem Zeitpunkt, da Sie wieder festen Boden unter den Füßen spüren.
- Und schließlich – vergessen Sie nicht, täglich mindestens achtmal 300 ml Flüssigkeit zu sich zu nehmen. Eine ausreichende Flüssigkeitsaufnahme kann helfen, Ihren Organismus zu reinigen und gut genährt zu erhalten. Wenn Sie merken, dass Sie nicht genug trinken, sollten Sie mindestens alle drei Stunden 400 ml eines Getränks zu sich nehmen. Wenn nötig, zwingen Sie sich dazu. Wasser ist äußerst wichtig für Ihre Gesundheit und Ihr Wohlbefinden.

Tag 10

Identität

Feier des Selbst

Angst ist ein Gefängnis. Was immer wir fürchten, hat uns im Griff, ebenso wie eine schlechte Partnerschaft uns beherrschen kann. Sie haben stets die Kraft und das Recht, sich über Ihre Ängste zu erheben. Doch diese Kraft empfinden Sie im Augenblick nicht, oder?

Dass etwas Besonders an Ihnen ist, wissen Sie. Ebendieses Besondere hat ja, als Sie sich kennen lernten, zur Beziehung mit Ihrem Expartner geführt. Doch irgendwie ist dieser Teil von Ihnen untergegangen, während Sie noch immer das Glück in einer Partnerschaft suchten, die Ihr Leben nicht mehr schöner machte.

Die liebende Fürsorge, welche eine glückliche Beziehung aufrechterhält, ist etwas sehr Befriedigendes: Wir bekommen einen Freund und Gefährten, Unterstützung und Geborgenheit. Eine intakte Partnerschaft nähren wir aus dem Herzen, mit unserer Liebe. Belohnt werden wir durch die Erwiderung dieser Liebe. Das Wachstumspotenzial einer guten Partnerschaft ist einzig durch unsere Möglichkeiten der liebevollen Zuwendung zum anderen begrenzt.

Doch wenn sich eine Beziehung verschlechtert, wird sie langweilig und ermüdend. An die Stelle von Hoffnung und Fürsorge treten dann Ängste: die Furcht vor unangenehmen Gefühlen in Bezug auf den einst geliebten Partner und die Sehnsucht, woanders zu sein. *Irgendwo* anders. Und die Folge ist natürlich, dass Sie sich allein fühlen.

Einsamkeit ist eine furchtbare Triebkraft. Wenn man nicht angemessen damit umgeht, kann sie einen lähmen und teilnahmslos machen. Vielleicht verlieren wir uns auch in einer ungesunden Beziehung. Möglicherweise vergessen wir, wer wir eigentlich sind. Sobald man sein wahres Selbst nicht mehr erkennt, kann man dem Irrglauben anheim fallen, ein Nichts und Niemand zu sein, wenn man allein ist. Es könnte uns wie der Tod vorkommen, in Miniaturform.

Das ist der schlimmste Aspekt an einer schlechten Partnerschaft: Sie laufen Gefahr zu vergessen, wer Sie tatsächlich sind. Und je länger Sie im Nirgendwo verweilen, nichts bekommen und nichts geben, desto eher vergessen Sie sich selbst. Kein Wunder, dass sich Menschen nach einer solchen Erfahrung geschwächt und »klein« fühlen und glauben, nie wieder lieben zu können.

Wenn Sie jedoch lernen, an Ihrem wahren Selbst festzuhalten, dürfte es nicht übermäßig lange dauern, bis die Wunden heilen, die eine ungute Beziehung geschlagen hat.

Der Glaube an sich selbst – sich daran zu erinnern, wer man wirklich ist – ist ein Prozess, der jederzeit einsetzen kann. Es geht einfach darum, einen Entschluss zu fassen. Und je schneller Sie diesen Schritt tun, umso rascher können Sie erkennen, wo Sie in der Beziehung stehen. Was geschieht also, wenn Sie sich selbst wieder finden, während Sie in einer Partnerschaft leben, und feststellen, dass zwischen Ihnen und Ihrem Partner Welten liegen?

Je früher Sie dies herausfinden, desto rascher werden Sie sich persönlich weiterentwickeln. Gemeinsam mit dem Partner oder getrennt von ihm.

Dass sich nach einer solchen Entdeckung ein Gefühl der Leere einstellt, ist völlig verständlich. Doch wenn Sie sich, glücklicherweise, aus Ihrer toten Beziehung gelöst haben, warum sind Sie dann immer noch untröstlich? Möglicherweise ist Ihnen der Grund dafür gar nicht klar. Vielleicht haben Sie Ihre Kraft ja schon so lange begraben oder verdrängt, dass Sie meinen, ohne die Stärke und Unterstützung des Partners nicht mehr weiterleben zu können – und zwar selbst dann, wenn Sie ihn soeben verlassen haben. Oder er Sie verlassen hat.

Was für ein Paradox! Sie glauben, die Stärke und Unterstützung eines anderen zu brauchen – und zwar genau der Person, vor der Sie nun zu flüchten versuchen. Nehmen wir einmal an, Sie würden Ihren Expartner um einen Rat bitten, in dem Glauben, Sie wären darauf angewiesen, um sich nicht mehr so allein zu fühlen. Aber selbst wenn er Ihnen gute, vernünftige Ratschläge gibt, sind sie doch von geringem Wert, denn sie entstammen ja nicht dem umfassenderen Wissen in Ihnen selbst. Nur wenn dies der Fall ist, erst, wenn Sie gewillt sind, Ihre Verwirrung und Ihre Selbstzweifel abzulegen, können Sie Ihren echten Wert in vollem Ausmaß wieder entdecken. Andernfalls werden Ihre Entscheidungen nicht auf der eigenen Wahrnehmung beruhen, wer Sie wirklich sind und was Sie aus Ihrem Leben machen können.

Bringen Sie das in Ordnung. Sie müssen sich dafür nur ein wenig Zeit nehmen, ehrlich die eigenen Stärken und

Schwächen bewerten, sie akzeptieren sowie all das feiern, was Sie besonders, einzigartig und zugleich zu einem Menschen wie alle anderen macht. Und dann freuen Sie sich über Ihre Freiheit und die Fähigkeit, für Ihr Leben, seine Form und seinen Inhalt die Verantwortung zu übernehmen.

Muss man dazu Jahre aufwenden? Manche Therapeuten dürften wohl immer noch diese Auffassung vertreten. Aber bevor Sie sie für bare Münze nehmen, versuchen Sie es mit der nachfolgenden einfachen Übung. Wenn Sie sie in ein, zwei Tagen beenden können, haben Sie bewiesen, dass Sie die wichtigen Wahrheiten über sich selbst bereits kennen. Und dabei spielt es keine Rolle, ob Sie in einer intakten oder schwierigen Beziehung leben. Die Art, wie Sie über bestimmte Dinge denken, die Weise, wie Sie darauf reagieren, klärt Sie darüber auf, wer Sie wirklich sind.

Arbeiten Sie folgende Übung durch und beginnen Sie diesen wichtigen Schritt auf dem Weg, sich selbst wieder kennen zu lernen.

Stellen Sie sich mindestens zehn Eigenschaften vor, die Sie besonders auszeichnen. Versuchen Sie zunächst herauszufinden:

- Was bringt mich zum Lächeln?
- Was gefällt anderen besonders an mir?
- Was ist mein freundlichster Charakterzug?
- Was ist meine stärkste charakterliche Eigenschaft?
- Was ist meine merkwürdigste Seite?
- Was kann ich, was niemand sonst kann?
- Wie zeige ich Menschen, dass ich sie liebe?

Tipp 10: Bleiben Sie in Kontakt

Wir Menschen sind schon merkwürdige Wesen: Wir müssen von anderen unserer Spezies berührt werden. Bei Erwachsenen handelt es sich um ein subtiles Bedürfnis, eines, das wir willentlich verschieben können. Bei Säuglingen hingegen ist es so dringend, dass sie, wie immer wieder berichtet wird, sogar sterben, wenn sie nicht regelmäßig von einer anderen Person berührt werden, selbst wenn es sich um eine völlig gleichgültige Berührung handelt. Was können Sie also tun, wenn Sie sich vom Partner getrennt haben – jetzt, da die Person, die Sie gebraucht haben, um körperliche Nähe zu spüren, und wenn auch nur um einer einfachen Berührung willen, aus Ihrem Leben verschwunden ist?

Denken Sie während der nächsten zehn Tage vor dem Schlafengehen über eine dieser Eigenschaften nach. Bevor Sie in Versuchung geraten, sich davor zu drücken, bringen Sie so viel Freude in Ihr gegenwärtiges Leben, wie Sie nur irgend können.

Die meisten Menschen im westlichen Kulturkreis fühlen sich bei Körperkontakten – von einem kurzen Handschlag zur Begrüßung einmal abgesehen – nicht sonderlich wohl. Möglicherweise haben Forderungen nach politischer Korrektheit diese Situation, die uns körperlich voneinander isoliert, nur noch intensiviert. Viele Menschen haben Angst davor, es könnte als unziemlicher

Annäherungsversuch missverstanden werden, wenn sie jemandem in Ihrer Lage eine unaufgeforderte tröstende Berührung anbieten. Und daher kann – als unglückselige Folge dieses gesellschaftlichen Klimas – Ihr Gefühl der körperlichen Isolation noch ausgeprägter werden.

Ebendiese Situation lässt viele Menschen in die Falle der Promiskuität tappen; scheinbar ist es ein Mittel, um Trost zu finden, aber dann stellt man fest, dass sich das Gefühl der inneren Leere nur noch verstärkt. Das Problematische am Sex als Reaktion auf eine Trennung ist nicht die Suche nach Nähe und Intimität. Die wahre Crux liegt meistens vielmehr darin, dass wir in den frühen Phasen der Trauer und Genesung nach dem Ende einer wichtigen Partnerschaft gewöhnlich erst nach Monaten wieder eine bedeutungsvolle und befriedigende sexuelle Beziehung mit jemand Neuem einzugehen vermögen.

Und so sehen Sie sich immer noch mit dem Bedürfnis nach physischem Kontakt konfrontiert, der Ihnen ein Gefühl für den eigenen Körper vermittelt, ja sogar dafür, dass man Sie als Person schätzt. Was können Sie in dieser Lage tun?

Zunächst einmal sollten Sie selbst aktiv werden. Machen Sie ein Spiel daraus. Finden Sie heraus, wie viele Menschen Sie an einem Tag berühren oder dazu bringen können, Sie auf befriedigende, positive Weise anzufassen. Und erinnern Sie sich daran, dass alle Menschen die gleichen Bedürfnisse haben wie Sie. Wir alle brauchen Berührungen. Wenn Sie sich also anderen nähern, um von ihnen berührt zu werden, tun Sie auch ein klein bisschen Gutes für deren Wohlbefinden.

Wie können Sie auf angemessene Weise jene Art von Verbindung herstellen, die Sie brauchen, ohne dass Sie andere Menschen geradezu auffordern, Ihre Verletzlichkeit auszunutzen? Und ohne dass diese Sie der mangelnden politischen Korrektheit bezichtigen? Ganz einfach: Sagen Sie ganz offen, was Sie möchten – und was nicht.

Bitten Sie Menschen um eine Umarmung, denen Sie vertrauen können, das Ganze nicht sexuell aufzuladen. Zum Beispiel Freundinnen oder Freunde des eigenen Geschlechts (ja, es ist in Ordnung, dass sich heterosexuelle Männer umarmen), Geschwister und andere Familienangehörige, selbst Freunde und Geschäftsfreunde des anderen Geschlechts, die sich dabei nicht unbehaglich fühlen oder über die Stränge schlagen. Wenn Sie unsicher sind, ob die Person Ihre Aufforderung richtig versteht, beschränken Sie sich auf eine einfache Wange-an-Wange- oder Oberkörper-Arm-Berührung. Sparen Sie sich den vollen Körperkontakt für jene auf, die nicht erst lange darüber nachdenken müssen, was Sie beabsichtigen.

Wann immer es geziemend erscheint, schütteln Sie Hände, so wie ein begabter Politiker, mit beiden Händen. Ergreifen Sie die rechte Hand des Gegenübers mit Ihrer Rechten, während Sie seinen Arm oder seine Schulter mit Ihrer Linken festhalten. Genießen Sie das größere Gefühl der Wärme, das diese kleine zusätzliche Berührung vermittelt, und die Nähe, die sie erzeugen kann.

Es ist uns zur Gewohnheit geworden, unsere Arbeitskollegen am Morgen lediglich mit einem kurzen Nicken und einem Lächeln zu begrüßen. Versuchen Sie es mal mit ein paar Alternativen. Legen Sie einer Person gleichen Geschlechts, die in der Firmenhierarchie auf gleicher Stufe steht, zur Begrüßung oder zur Belohnung für eine Verhaltensweise, die Sie schätzen, die Hand auf die Schulter.

Und wenn Sie es sich leisten können – vielleicht sogar, wenn Sie es nicht können –, lassen Sie sich zumindest ein Mal massieren. Vielleicht können Sie es sogar arrangieren, dass die Masseurin ins Büro oder zu Ihnen nach Hause kommt. Oder fragen Sie in Ihrem Sportverein oder Fitnessclub, ob auch Nichtmitglieder oder Gäste diese Dienstleistung in Anspruch nehmen können. Eine gute, anregende Massage, gefolgt von einer heißen Dusche oder einem Dampfbad, kann ein ganz besonders belebendes Berührungserlebnis sein.

Tag 11

Beziehungen wiederherstellen

Das »Kontaktverbot« überwinden

Gestern haben wir die wichtigsten Elemente des Systems erörtert, auf das sich Ihre Genesung stützt – Ihr festes Selbstgefühl, Ihre Lebensgeschichte und Ihre Bedürfnisse. Und da Sie sich persönlich weiterentwickeln und Ihre wahre Identität zurückfordern, werden Sie mit Hilfe Ihrer neu gewonnenen, erweiterten Selbstwahrnehmung auch die lange vernachlässigten Freunde und Verwandten zurückgewinnen.

Was ist mit all den Menschen geschehen, denen Sie einst so nahe standen? Wie konnte es passieren, dass Sie sich von Ihnen distanziert haben? Werden diese Personen Sie jemals wieder willkommen heißen? Ja, nein, vielleicht. Die echten Freunde werden überwiegend Verständnis haben. Oft wird man auf Ihre Rückkehr in den Freundeskreis positiv und erleichtert reagieren. Bei anderen Freunden müssen Sie vielleicht etwas wieder gutmachen, weil Sie sie vernachlässigt haben. Erklären Sie ganz ehrlich, dass Ihr Expartner Ihnen Schwierigkeiten bereitet hat. Bei Angehörigen kann es länger dauern, bis sie Ihnen verzeihen, falls sie Ihnen die Vernachlässigung übel nehmen oder das Ende Ihrer Beziehung missbilligen.

Tipp 11: Steine, die uns schmeicheln

Wir haben nicht nur unsere Gefühle. Jeder der fünf Sinne informiert unseren Körper über die Gesamtheit unserer Empfindungen. Immer wenn Trauer oder Traurigkeit Sie zu überwältigen droht, können Sie den Schmerz unter anderem dadurch lindern, dass Sie die Aufmerksamkeit auf den Sinn lenken, der gerade etwas Angenehmes empfindet.

Zum Beispiel auf Ihren Tastsinn. Auch Berührungen wecken Gefühle.

Fürsorgliche Angehörige können eine wichtige Bereicherung in Ihrem Genesungsprogramm darstellen. Ein Verwandter, der Sie seit vielen Jahren kennt, besitzt unter Umständen wertvolle Kenntnisse über Sie. Manche davon mögen schmerzlich sein, zumal jetzt, da Sie nach Ihrem Verlust noch sehr empfindlich sind. Wenn Sie dem Urteil und dem guten Willen der »Informationsquelle« jedoch vertrauen, danken Sie ihr für den Mut, dass sie Ihnen ihre ehrlichen, wenn auch schmerzlichen Einsichten mitteilt. Sie sollten diese kritischen Kommentare sehr wertschätzen. Denn allzu oft werden solche klugen Bemerkungen nur hinter Ihrem Rücken gemacht. Wenn Sie sie akzeptieren und Sie sich entsprechend ändern, kann Ihnen das helfen, nicht noch einmal in die gleichen emotionalen »Schlaglöcher« zu fallen.

Stellen Sie eine Liste mit zehn guten Freunden oder nahen Verwandten auf, mit denen Sie lange nicht mehr gesprochen haben. Dann machen Sie es sich bequem und notieren sich ihre Telefonnummern. Rufen Sie in den nächsten zwei Wochen alle Personen auf der Liste an. Soweit dies möglich ist, vermeiden Sie es, über Ihren Expartner zu sprechen. Rufen Sie sich in Erinnerung, wie gern Sie jeden dieser Liebsten haben. Vermutlich werden Sie dabei auch große Teile der eigenen Güte und des eigenen Wertes wieder entdecken. Und das wiederum kann helfen, viele der leeren Orte in Ihrem Herzen auszufüllen.

Ein Mittel im Kampf gegen Stress

Wie lenken Sie die Aufmerksamkeit auf den Tastsinn, wann immer Sie es möchten? Vielleicht sollten Sie sich zu diesem Zweck ein patentiertes Gerät zur Stresslinderung im Internet kaufen. Es kostet 30 Dollar und heißt »Symphony of Palms TouchformTM«. Nach Aussage vieler Kunden lassen sich damit Ängste aller Art wirksam lindern. Das Gerät besteht aus einem handflächengroßen, flachen Stück Holz, das zu einer rundlichen Form gesägt ist und in seiner Oberfläche eine abgerundete, geschlängelte Rille aufweist.

Die Benutzer legen sich das Objekt einfach auf die Hand und streichen mit dem Finger um die Rille herum. Der Erfinder behauptet, dass man dadurch leichter zu innerer Ruhe finde als durch Meditieren und dass »die Berührung automatisch und mühelos den Geist konzentriert, indem sie ihm gestattet, sich von unerwünschten Gedanken zu lösen«. Zudem glaubt er, dass das Gerät gerade wegen seines »natürlichen« Materials funktioniere.

Preiswerte Mittel

Wie würde es Ihnen gefallen, gegenüber dem Preis für eine »Symphony of Palms TouchForm« 29,50 Dollar zu sparen? Wir schlagen als Alternative nicht die Verwendung griechischer Betperlen vor; sie erinnern zu sehr an die Hippieära. Gehen Sie stattdessen ins nächstgelegene Gartencenter, und suchen Sie dort nach Steinen, die man als dekorative Akzente in Blumenbeeten und Teichen verwendet. Wählen Sie einen schönen, handflächengroßen ovalen schwarzen Stein aus, den das Flusswasser so weit abgeschliffen hat, dass er sich angenehm weich anfühlt. Wenn der Stein zufällig eine Rille aufweist, an der Sie mit den Fingern entlangfahren können, umso besser.

Kaufen Sie diesen Stein – er wird nicht viel kosten.

Jedes Mal wenn Sie an etwas denken, was Sie traurig oder ängstlich stimmt, sollten Sie in die Hosentasche oder Handtasche greifen und Ihren Handschmeichler berühren. Vielleicht können Sie ihm auch einen Namen geben – auch wenn Ihre Freunde vermutlich nachsichtig lächeln werden, wenn sie sehen, wie Sie Ihren »Rocky« herausholen und streicheln.

Sie werden verblüfft sein, wie viel inneren Frieden und Trost Sie empfangen, wenn Sie die vertraute Oberfläche des Steins berühren. Aber warum wollen Sie sich damit zufrieden geben?

Vergolden Sie Ihren Stein

Der Stein kann Ihnen noch mehr sinnlichen Genuss verschaffen, und zwar sowohl durch den Geruchs- als auch durch den Tastsinn. Die Sache ist ganz einfach. Kaufen Sie einige Duftöle, die Sie mögen (oder schlagen Sie unsere Tipps zur Aromatherapie auf Seite 195 nach), und verdünnen Sie sie mit Alkohol. Verwenden Sie kein Wundbenzin, sondern Wodka oder ein Eau de Cologne, das Sie gern tragen. Lassen Sie den Stein anschließend über Nacht in dieser Lösung liegen. Ein poröser Stein wird so viel von dem Wohlgeruch resorbieren, dass er Sie jedes Mal ein wenig erfrischt und belebt, wenn Sie ihn unter die Nase halten.

Eine gute Alternative ist ein kleiner Stoffbeutel mit einer Kordel zum Zuziehen. Sie können ihn nähen oder kaufen und darin den aromatisierten Stein aufbewahren. Auf diese Weise verströmt Ihre Hand- oder Hosentasche keinen Geruch, der anderen Leuten vielleicht unangenehm ist. Noch besser wäre es, wenn so ein Samtbeutel mit einem ölabweisenden Vinylmaterial ausgekleidet wäre. So kommen Sie in den Genuss eines weiteren Berührungserlebnisses, wenn Sie Ihren Stein im Samtgewand anfassen, um den Trost und inneren Frieden zu spüren, die dieses Gefühl Ihnen schenken wird.

Tag 12

Innerer Friede

Panikkiller

Ja, es stimmt, die Zeit heilt alle Wunden. Allerdings dürfte sie Ihnen auch einige böse Überraschungen bereiten. Zu den unangenehmsten Dingen nach einer Trennung gehören Panikanfälle. Diese entstehen dann, wenn Sie das Gefühl haben, in einer Falle zu sitzen: Da ist niemand, mit dem Sie kämpfen, kein Ort, an den Sie fliehen können. Sie fühlen sich gefangen, allein, im Dunkeln, verloren und verängstigt. Alles, was Sie sehen, ist die absolute Leere, während Sie von verzweifelter Angst gepackt werden, dass noch Schlimmeres auf Sie zukommen wird.

Zu den schwierigsten Dingen in einer Beziehung, die kurz vor dem Scheitern steht, gehört es, die Dinge im richtigen Licht zu sehen, so zu sehen, wie sie wirklich sind. Oft ist dies sogar dann nicht möglich, wenn sich die Nebel lichten. Das ist ja das Irrwitzige am Kampf zwischen Liebe und Logik: Möglicherweise nehmen Sie deutlich wahr, dass eine Person nicht die richtige, dass sie Ihnen vielleicht nicht einmal treu ist. Und trotzdem lieben Sie sie. Woraus Sie dann schließen, dass Sie es einfach nicht ertragen, sich dem Leben allein zu stellen.

Aber die Liebe soll all Ihre Probleme zum Verschwinden bringen. Bei manchen Menschen gelingt ihr das tatsächlich. Doch um einen anderen auf glückliche Weise zu lieben, muss man sich selbst lieben und achten. Eine »Einbahnstraßen«-Liebe führt zu nichts. Nur »Fußabtreter« bringen jene grenzenlose Großzügigkeit auf, die zur Aufrechterhaltung einer solch einseitigen Beziehung erforderlich ist.

Vielleicht beklagen Sie lauthals das Schicksal, wenn Ihre Beziehung zu Ende geht. Sie fürchten, nun allein durchs Leben gehen zu müssen. Und allein, ohne Partner zu sein, bedeutet in Ihren Augen, im Grunde nur ein halber Mensch zu sein. Wie können Sie das Leben bewältigen, wenn Ihnen die »bessere Hälfte« fehlt? Haben Sie dieses Gefühl, kann es geschehen, dass Sie eine neue sich bietende Chance zur persönlichen Weiterentwicklung nicht wirklich erkunden können. Und zwar deshalb, weil Sie in dem Gefühl gefangen sind, dass Ihnen die Zeit davonläuft und Ihnen die Alternativen ausgehen. Sie haben Minderwertigkeitsgefühle, und so geraten Sie in Panik.

Logischerweise schadet diese Einstellung Ihrer Genesung. Wenn ein Unternehmen wiederholt die gleichen Fehler begeht, wird es irgendwann in den Bankrott getrieben. Und wenn Sie weiter den gleichen Fehler machen, der Ihre vollständige Genesung verhindert, könnte das auch Ihre Aussicht auf Glück ruinieren.

Wieso werden Menschen auf diese Weise von Panik ergriffen? Weshalb hemmt der Trennungsprozess offenbar die Funktionen unserer Großhirnrinde? Warum tun Menschen immer wieder die gleichen selbstzerstörerischen Dinge? Manche Ratgeber dürften Ihnen vereinfacht vor Augen führen wollen, es läge in der Natur des Menschen, dass er nach dem Schmerz, den der Verlust einer Paarbeziehung mit sich bringt, sehr viel Zeit zur Genesung benötige.

Nach Heilung schreien oft gar nicht so sehr die Verletzungen, die der Verlust des Partners Ihnen zugefügt hat, sondern die eigenen, seit langem bestehenden Minderwertigkeitsgefühle. Deshalb ist es wohl eher so, dass Ihre lange bestehende seelische Wunde gerade in dem Augenblick wieder aufgebrochen ist, als Sie sich in der mittleren bis Endphase der scheiternden Beziehung befunden haben. Es ist dieselbe Wunde, die nun ungeheuer wehtut, jetzt, da Ihnen klar ist, dass Sie allein sind. Als Sie noch mit Ihrem Expartner zusammen waren, konnten Sie vielleicht kaum einen Schmerz fühlen. Und weil es ganz natürlich ist, Leid zu vermeiden und nach Lust zu streben, haben Sie sich möglicherweise nicht von ihm getrennt – selbst nachdem Sie erkannt hatten, dass die Partnerschaft eher Ihren Schmerz betäubt hat als von Liebe erfüllt war.

Was kann man tun, um aus dieser Situation herauszukommen? Was wird Sie von der panischen Furcht befreien, jetzt, da Sie ganz allein sind und niemand greifbar ist, der Ihnen beisteht? Eine der einfachsten Möglichkeiten besteht darin, sich daran zu erinnern, was Sie früher empfunden haben, als Ihnen das Gewicht der Angst und des Verlusts plötzlich von den Schultern genommen wurde. Rufen Sie sich in Erinnerung, dass Sie über viel Raum und Zeit verfügen, jetzt vielleicht mehr denn je. Denken Sie daran, dass Sie niemand beurteilt und dass Ihre Gedanken frei sind.

Das Verlangen, sich vor dem Schmerz zu verstecken, überwältigte das Bedürfnis, zu lieben und geliebt zu werden, und dies führte am Ende zu einer unausgewogenen Partnerschaft. Narkotisierende Beziehungen verhindern, dass man ein unbeeinträchtigtes, erfülltes Leben führt. Letztlich verfliegt das Narkosemittel und Sie müssen sich mit ein paar Dingen konfrontieren – die eigentlich immer zu bewältigen gewesen sind, dennoch aber unangenehm sein können.

Wenn Sie den wirklichen Problemen ins Auge sehen, die Verantwortung dafür übernehmen und daraus lernen, ändert sich alles. Denn während Ihre Verwirrung nachlässt, wird allmählich auch Ihre Verzweiflung weichen, und Sie werden fast im Nu bessere Entscheidungen treffen können.

Dieser positive Prozess kann in jeder Phase Ihres großen Schmerzes einsetzen. Sie müssen nur eine Wahl treffen. Sie können beschließen, sich daran zu erinnern, dass Ihr Glück nicht wirklich von der Anerkennung durch einen anderen abhängt. Jetzt können Sie innehalten, tief durchatmen und sich entspannen.

Kam es Ihnen so vor, als sei das Zerwürfnis besonders unangenehm und kränkend verlaufen? Möglicherweise sind Sie ganz durcheinander, weil alles so schlimm endete, obwohl Sie das Gefühl haben, so freundlich und liebevoll wie möglich gewesen zu sein. Wünschten Sie, Sie könnten zurückkehren und Frieden schließen? Wenn Sie einen selbstsüchtigen Partner hatten oder in einer unausgewogenen Beziehung lebten, hat die Möglichkeit einer sauberen Trennung vielleicht nie bestanden. Möglicherweise liebt Ihr Expartner Sie nicht mehr, beherrscht aber immer noch Ihre Sicht auf die Welt. Wenn man das Gefühl hat, das Schicksal der eigenen Gefühle ruhe in den Händen eines anderen, dann entsteht ein Gefühl der Hilflosigkeit. Warum sollte man jemandem diese Macht einräumen?

Die Antwort darauf lautet: Nehmen Sie das Leben selbst in die Hand. Niemand hat die Macht oder das Recht, Ihr Glück zu bestimmen. Sobald Sie diese Entdeckung gemacht haben, müssen Sie Ihre innere Leere nicht mehr mit hohlen Beziehungen füllen, denn Sie werden immer Menschen finden, die Ihnen wirklich Freude bereiten.

Indem Sie sich beruhigen und Ihre Gefühle klären, klären Sie im Grunde auch Ihre emotionelle Vision. Sehen Sie jetzt, warum Ihr Expartner nicht die Person war, für die Sie sie gehalten haben? Verstehen Sie nun, warum Sie sich getäuscht haben? Wenn dem so ist, können Sie stolz auf Ihre Einsichten sein.

Sie können auch stolz darauf sein, dass Sie überhaupt eine Beziehung eingegangen sind. Es erfordert Mut, einen anderen zu lieben, und Sie sind dieses Wagnis eingegangen. Man muss etwas wagen, um Liebe zu gewinnen. Nicht einmal Lloyds in London versichert Enttäuschungen in der Liebe. Aber Sie sind klug genug, um zu wissen, dass Sie völlig leer ausgehen, wenn Sie gar nichts riskieren.

Jetzt, da Ihre Beziehung zu Ende ist, haben Sie alle Zeit, die Sie brauchen, um die Fülle in Ihrem Inneren zu erforschen. Und genau dort werden Sie auch den Frieden finden, der Ihre Panik im Nu vertreiben kann.

Auch viele andere Gefühle können durch Wut geweckt werden, unter anderem Angst, Depression, ein Gefühl der eigenen Wertlosigkeit, Zickigkeit, Gemeinheit, Rachsucht, das Gefühl, ein Opfer zu sein, Gefühlsleere und diverse weitere »dunkle« oder »negative« Emotionen. Mit allen von ihnen kann man unmittelbarer und wirkungsvoller umgehen, wenn man die Wut, die zu ihnen geführt hat, nicht unterdrückt, sondern untersucht.

Tipp 12: Nicht nachtragend sein

Ein Teil Ihres Schmerzes ist vermutlich in Wut gebunden. Wiederum ist es gleichgültig, wer wen verlassen hat. Das Scheitern einer Beziehung ruft immer Trauer hervor, und einer der charakteristischen emotionalen Schritte auf dem Weg der Trauer ist die Wut.

Jeder Mensch hat die Freiheit zu entscheiden, wie er mit seinem Zorn umgeht. Man kann ihm freien Lauf lassen, ihn aber auch zurückhalten, weil man fürchtet, von den »bösen« Gefühlen überwältigt zu werden. Schließlich kann es ja sein, dass Sie Ihren Expartner tatsächlich hassen. Und gelten Hassgefühle heutzutage nicht sogar als eine Art Verbrechen?

Ist Ihre Wut, Ihr Zorn oder Ihr Hass tatsächlich gefährlich? Nur dann, wenn Sie das Gefühl auf unreife Weise von sich weisen und irgendeine infantile Fantasie der Rache oder Kontrolle ausleben. Menschen, die andere auf Schritt und Tritt verfolgen, körperlich oder seelisch missbrauchen, sowie Personen, die Schwierigkeiten im Umgang mit ihrer Wut oder der Beherrschung ihrer Triebimpulse haben, verschlimmern letzten Endes nur ihre Probleme. Ihr impulsives Verhalten gibt ihnen möglicherweise noch mehr Gründe, sich selbst zu verachten. Und dieser Selbsthass kann noch mehr Wut auslösen und in einen Teufelskreis der Selbstzerstörung führen.

Schritt eins: keine weitere Verleugnung

Es ist paradox: Aber der erste Schritt zur Befreiung von den Risiken und Erosionen, die die Leidenschaften des Zorns verursachen können, besteht darin, der eigenen Wut offen ins Gesicht zu sehen.

Hassen Sie Ihren früheren Partner? Oder hassen Sie sich, weil Sie ihn geliebt und dennoch verloren haben? Oder hassen Sie jemand anderen, der zum Ende der Beziehung beigetragen hat?

Bestimmen Sie sorgfältig Ihre negativsten Gefühle in Bezug auf jeden dieser Menschen, so genau wie's geht. Welche Gefühle bringen Sie Ihrem Expartner, sich selbst sowie irgendwelchen Personen entgegen, die bei der Trennung eine Rolle spielten? Auf welche Weise haben diese Empfindungen Ihre Einstellung zum anderen Geschlecht beeinflusst? Zu Gott?

Sie müssen diese Fragen so ehrlich und sorgfältig wie möglich beantworten. Andernfalls riskieren Sie es, auf einer Zeitbombe der Leidenschaften zu sitzen, die jederzeit explodieren kann – wobei Sie größere Verletzungen davontragen werden als irgendjemand sonst.

Schritt zwei: Selbstanalyse

Sobald Sie Ihre Wut, Ihren Zorn und Ihren Hass auf diejenigen, die bei der Trennung eine Rolle spielten, ans Licht gebracht haben, sind Sie schon halb am Ziel. Um diesem aber noch näher zu kommen, müssen Sie ein wenig mehr Innenschau halten. Da Ihre Gedanken so schnell wechseln, entgeht Ihnen möglicherweise, dass

Sie wütend sind, nachdem Sie zunächst eine ganze Reihe anderer Gefühle erlebt haben. Oftmals handelt es sich um Empfindungen, die Sie kaum bemerken, weil sie Ihnen enorm große Angst einjagen. Einfach ausgedrückt: In der Regel ist Wut ein Gefühlsreflex, der dem Selbstschutz dient. Das heißt: Wenn wir uns bedroht fühlen, reagieren wir erst gekränkt und dann wütend.

Wenn wir innehalten und überlegen, warum wir uns bedroht fühlen, muss die Wut nicht zwangsläufig ausgelöst werden. An ihre Stelle kann Vernunft treten. Wenn Sie Ihre derzeitigen Lebensumstände sorgfältiger unter die Lupe nehmen, kommen Sie möglicherweise zu dem Schluss, dass Ihrer Wut Ihre Gefühle in Bezug auf Sie selbst und nicht auf Ihren Expartner oder eine dritte Partei zugrunde liegen.

Betrachten Sie die Sache einmal so: Welche an Sie gerichtete negative Botschaft hat Ihre Wut ausgelöst? Handelte es sich dabei um Gefühle wie »Ich habe das Gefühl, nicht liebenswert zu sein«, »Ich komme mir so dumm vor«, »Ich bin ein Verlierer«, »Ich fühle mich wie ein Kind, völlig machtlos«, »Ich fühle mich schuldig, weil ich das zugelassen habe« oder »Ich kann meinem eigenen Urteil nicht mehr trauen, von dem anderer Leute gar nicht zu reden«?

All diese Sätze entspringen dem gleichen Grundgefühl: Sie besagen, dass Sie eine schlechte Meinung von sich haben, dass Ihr Selbstwertgefühl stark angeschlagen ist und dass in Ihnen eine Reihe widerstreitender Gefühle – Wut, Zorn oder Hass – geweckt wurde, von denen jedes ein wenig auf Sie zurückschlägt. Im Gerichtssaal Ihres Geistes standen Sie unter Anklage und wurden schuldig gesprochen.

Schritt drei: Wiedergewinnen der Selbstachtung

Man kann diese Gefühle der verlorenen Selbstachtung wettmachen. Sind Ihre Leidenschaften erst einmal geweckt, dann werden sie abkühlen und letzten Endes sinnvolle Ventile finden, wie zum Beispiel sarkasmusfreien Humor. In der Zwischenzeit achten Sie bitte darauf, dass Sie Ihre Wut nicht auf selbstzerstörerische Weise hinunterschlucken. Wenn nötig, schreien Sie ein wenig oder prügeln aufs Kopfkissen ein, wenn Sie allein sind. Geben Sie Ihrer Wut auf eine Weise freien Lauf, damit sie nicht auf Sie zurückschlagen und Sie zu einem späteren Zeitpunkt verletzen kann. Sprechen Sie über Ihren Zorn mit Menschen, denen Sie vertrauen und mit deren Hilfe Sie die Dinge erneut in einem richtigen Licht sehen können – idealerweise Personen, die in der Lage sind, Ihnen zu helfen, die gute Seite Ihres Wesens, Ihre Anziehungskraft auf andere, Ihren grundlegenden Wert zu erkennen. Suchen Sie bei Ihrer Auswahl nach Menschen, die Wut, Zorn und Hass zwar zulassen, diese Gefühle aber nicht in sich tragen müssen, um sie bei anderen Menschen akzeptieren zu können.

Sie müssen erkennen, dass Ihr eigentliches Ziel darin besteht, jegliche Wut zu überwinden, die Sie am liebsten gegen Ihren früheren Partner richten würden, gegen alle Männer oder alle Frauen beziehungsweise gegen irgendjemanden, dem Sie möglicherweise die Schuld an Ihrer Trennung geben – und das schließt Gott ein. Ihr gesunder Menschenverstand und Ihre Fähigkeit zum Selbstschutz werden darin zum Ausdruck kommen, dass Sie die eigene Rolle bei der Beendigung der Beziehung akzeptieren, sich selbst und Ihrem Expartner vergeben und, schließlich, Ihre Kränkungen außer Acht lassen oder sogar vergessen.

Wut kann ein nützliches Heilmittel sein, das Ihnen hilft, sich aus der Abhängigkeit vom früheren Partner zu lösen. Doch so wie jede Arznei, die man einnimmt, wenn man sie nicht mehr braucht, kann sie sich als zerstörerisch und suchtfördernd erweisen und Ihre Fähigkeit zunichte machen, auf ausgeglichene, lebensbejahende Weise zu leben.

Tag 13

Kreativität

Ihr Glückstag

Herzlichen Glückwunsch! Nun liegt die Trennung schon fast zwei Wochen zurück, und Sie lesen noch immer unser Buch und machen immer noch Fortschritte. Und das ist einer der Gründe dafür, warum dieser Tag, der dreizehnte Tag Ihrer Genesung, Ihr Glückstag ist.

Doch Ihr wirkliches Glück wird heute darin liegen, die Quelle zu entdecken, die Ihrer Genesung einen besonderen Schub verleihen kann. Dieser Quell ist nichts anderes als die Fähigkeit, sich die Förderung des eigenen Glücks zu verordnen. Auch wenn Sie sich noch nie für einen schöpferischen Menschen gehalten haben – jetzt sollten Sie damit anfangen. Wir alle nutzen kreative Kräfte zur Lösung von Alltagsproblemen. Sobald Sie das erkannt haben, können Sie mit Hilfe Ihrer Kreativität neue und wirkungsvollere Wege zu Ihrer Rückkehr zum Glück finden.

Wie wir zu Beginn dieses Buchs geschrieben haben, besteht unsere Methode zur Förderung Ihrer Genesung darin, Sie eindringlich zu bitten, verschiedene Techniken zur Verringerung von Stress anzuwenden und eine Reihe von Maßnahmen zu ergreifen, die Ihnen helfen, nicht in Depression zu fallen. Wie wir außerdem angemerkt haben, sind unsere Tipps und Empfehlungen, wie sich dies erreichen lässt, bei weitem nicht erschöpfend. Wir baten Sie, sich dazu selber etwas einfallen zu lassen; heute *bestehen* wir darauf.

Keine Sorge – wir helfen Ihnen dabei. Hier nun dreizehn Tipps, die Ihnen einige Anregungen bieten, wie Sie selbst dafür sorgen können, dass es Ihnen besser geht. Bevor Sie mit der Lektüre beginnen, nehmen Sie bitte Papier und Bleistift zur Hand und machen Sie sich Notizen zu Ihren Ideen, damit Sie nicht vergessen, sie später umzusetzen.

1. Behandeln Sie sich, als wären Sie ein Baby. Tragen Sie einen Flanellpyjama mit angenähten Socken und nehmen Sie sich vor dem Schlafengehen richtig fest in den Arm. Summen Sie sich mit Ihrem Lieblingswiegenlied in den Schlaf.
2. Zählen Sie die neuen Freundschaften, die Sie am Ende jeder Woche geschlossen haben, und tragen Sie in Ihr Adressbuch ein, wie Sie sich mit ihnen in Verbindung setzen können. Tragen Sie alles Neue, das Sie heute ausprobiert haben, in Ihren Terminkalender ein.
3. Malen Sie sich aus, wie Sie eine »dickere Haut« bekommen. Die Genesung von Ihrem derzeitigen Verletztsein wird Ihnen helfen zu verhindern, dass künftige Enttäuschungen Sie genauso stark kränken.
4. Schmieden Sie Pläne, um Ihre Lebensqualität für das ganze Jahr zu verbessern. Legen Sie anschließend vor sich selbst das Gelübde ab, diese Pläne nur im Notfall abzuändern. Selbst ein gemächlicher Spaziergang auf einem unebenen Weg ist besser als stillzustehen.

5. Reservieren Sie jeden Tag Zeit für Augenblicke, in denen Sie Ihre Wärme und Freundlichkeit anderen Menschen zuteil werden lassen. Diese Momente werden zu jener Fürsorglichkeit führen, die Sie derzeit im Leben brauchen.
6. Finden Sie zu einer positiven Grundeinstellung zurück. Niemand ist Ihnen wegen vergangener Beziehungen emotional etwas schuldig. Viele Menschen gleichen Generälen, die unendlich viel Zeit mit der Analyse des letzten Krieges vergeuden, anstatt neue Taktiken zu ersinnen, um im nächsten zu obsiegen. Wenn Sie sich weiterhin in Erinnerungen über eine Beziehung ergehen, die nicht mehr besteht, kommen Sie niemals in der Gegenwart an. Wenn Sie so weitermachen, gehen Ihre Chancen auf eine neue Partnerschaft eines Tages an Ihrer Bindungsangst zugrunde. Vielleicht ist der größte Romantiker gerade der »heilbare«.
7. Versetzen Sie sich in die Lage Ihres früheren Partners: Nutzen Sie den neuen Blickwinkel, um die wahren Beweggründe, die zur Trennung führten, besser zu verstehen (– aber *nicht,* um Verständnis für sie aufzubringen).
8. Betrachten Sie sich im Spiegel, schieben Sie die Unterlippe vor und ziehen Sie einen dicken Schmollmund. Lachen Sie über Ihr Heulsusengesicht, dasjenige, das hinter all dem Gejammer, den Wutanfällen und dem Schmollen steckt. Denken Sie daran: Sie sind ein erwachsener Mensch, der Verantwortung trägt, und Sie müssen vernünftige Mittel und Wege finden, um die neuen Herausforderungen anpacken zu können. Hinter den Verhaltensweisen der »zweiten Kind-

heit« steckt oftmals der Wunsch, wieder bemuttert zu werden. Arbeiten Sie daran, mit der Vergangenheit Frieden zu schließen, nicht daran, sie aufs Neue durchzuspielen.

9. Woran wir ständig denken, ergreift von uns Besitz. Wenn Sie sich bei dem Gedanken ertappen, ob Ihr Expartner vielleicht zu viel Spaß ohne Sie hat, stellen Sie sich vor, dass er bereits in den Armen einer anderen liegt. Löschen Sie anschließend dieses geistige Bild. Es geht Sie nichts an, und außerdem vergeuden Sie nur Ihre Zeit mit solchen Fantasien. Sie müssen nur wissen, dass Ihr früherer Partner ein Leben nach seiner Fasson führt. Wenn Sie ihn immer noch lieben, sollten Sie seine Entscheidungen respektieren, ganz gleich, wie sehr sie Ihnen im Augenblick auch wehtun mögen.
10. Entwirren Sie Ihre Lebensumstände, insoweit sie Ihren wichtigsten Bedürfnissen entgegenstehen. Akzeptieren Sie die Realitäten, gehen Sie damit um, lassen Sie Ihre Wunden verheilen und gehen Sie weiter in Ihrem Leben. Schreien Sie, schreiben Sie Tagebuch, schließen Sie sich einer Kommune an, schwimmen Sie mit Delfinen, spielen Sie mit Ihrem Hund. Oder gehen Sie mit Ihrem »inneren Kind« ein Eis essen. Tun Sie alles, was nötig ist, um sich von den Geistern der Vergangenheit zu befreien. Haben Sie den Mut, zuzugeben, dass Sie einst verliebt waren, egal, wie furchtbar Ihnen das heute auch vorkommen mag, und nutzen Sie dieses Eingeständnis zur Überwindung Ihres Trennungsschmerzes.
11. Werden Sie aktiv, aber auf produktive Weise. Viele bekämpfen ihren Schmerz, indem sie sich in hek-

tische Betriebsamkeit stürzen. Meist entstehen dadurch aber keine nützlichen neuen Einsichten, es sei denn, die Aktivitäten tragen zur persönlichen Weiterentwicklung bei.

12. Jedes Mal wenn Sie ein Glas Wasser oder was immer Sie trinken zur Hand nehmen, bringen Sie, bevor Sie einen Schluck nehmen, einen Trinkspruch auf sich selbst aus und loben Ihre Tugenden. Überlegen Sie, wie lang dieser Toast werden könnte. Zwei Minuten sind gut, fünf sind klasse.
13. Erfinden Sie ein Gebet, in dem Sie darum bitten, die Trennung rasch zu überwinden. Beten weist in Richtung Hoffnung, eines der kräftigendsten aller menschlichen Gefühle. Machen Sie das Beten zum Bestandteil Ihres Lern- und Entwicklungsprozesses. Unterstützen Sie alle Gebete mit Handlungen, die Sie zu schöneren Ufern führen.

Sind Sie durch diese Tipps selbst auf Ideen gekommen, die Ihre Genesung beschleunigen können? Lehnen Sie bestimmte Empfehlungen ab? Gut! Was würden Sie ändern, damit ein Tipp in Ihrem Fall funktioniert? Sehen Sie, so einfach ist es, kreativ zu sein! Sie müssen nur ein Problem ausfindig machen und sich selbst eine Lösung dafür ausdenken. Jetzt, da Sie dies verstanden haben, ist heute tatsächlich Ihr Glückstag.

Nutzen Sie diese schöpferische Fähigkeit zur Bewältigung Ihrer Ängste, die vermutlich der Befürchtung entspringen, der Liebe, die Sie brauchen, nicht wert zu sein. Dieses Gefühl wird Ihre Genesung so lange behindern, bis Sie sich von ihm befreien. Verwandeln Sie also Ihre grundlosen Besorgnisse in Herausforderungen. Mittler-

Tipp 13: Holen Sie sich Hilfe von außen

Wenn Sie so sind wie die meisten Leser dieses Buchs, dürften Sie bereits beschlossen haben, gegenüber Veränderungen in Ihrem Leben eine positivere Haltung einzunehmen – und zwar ganz allein. Es gibt zahlreiche Anhaltspunkte dafür, dass sich Ihr tatkräftiger Entschluss, zuversichtlicher nach vorn zu schauen, durchsetzen wird. Doch was sollen Leser tun, die glauben, zusätzliche Hilfe zu benötigen, und zwar jenseits der standardisierten Art, die wir hier anbieten, ganz gleich, wie hilfreich unser Rat sein mag?

Wir schlagen vor, dass Sie zunächst einige Hausaufgaben erledigen. So findet sich zum Beispiel ein interessanter Aufsatz über den möglichen Nutzen verschiedener Methoden zur Behandlung seelischer Störungen auf folgender Webseite: http://www.apa.org/journals/seligman.html. Der Artikel erschien 1995 in der Zeitschrift *American Psychologist*, der Zeitschrift der »American Psychological Association«. Er fasst die Ergebnisse einer der größten Umfragen zusammen, die je zur Wirksamkeit psychotherapeutischer Methoden durchgeführt wurde. Passenderweise hatte die bekannte amerikanische Verbraucherorganisation »Consumer Reports« die Umfrage in Auftrag gegeben. Eine auf deutsche Verhältnisse übertragene Studie ist von der Stiftung Warentest veröffentlicht worden; die Ergebnisse werden in Heft Nr. 02/2002, S. 91 ff. vorgestellt.

weile sind Sie stark genug, um sich ihnen für den Rest Ihres Lebens gewachsen zu zeigen.

Zur Liebe gehört es, dass man leidenschaftlich gibt *und* nimmt, nicht, dass man sich im Glanz eines anderen völlig verliert. Wenn es in Zukunft noch einmal eine romantische Liebe für Sie geben soll, dürfen Sie niemandes Märtyrer sein. Und wenn Sie unbedingt den Helden spielen wollen, sollten Sie beschließen, das nur für sich selbst zu tun.

Unter dem Strich

Bei unserer Überprüfung der Ergebnisse der Studie kamen wir zu etwas anderen Schlussfolgerungen als der Autor. Das verwundert allerdings kaum, denn schließlich möchte Martin E. P. Seligman, Professor für Psychologie an der Universität von Pennsylvania, die Wissenschaft, die er betreibt, ja nicht in einem schlechten Licht erscheinen lassen.

Wir, die Autoren dieses Buchs, praktizieren weder als Psychotherapeuten, noch unterrichten wir in den Fächern Psychologie oder Psychotherapie. Möglicherweise haben uns deshalb zwei Ergebnisse der Studie besonders beeindruckt. Erstens erzielte das berühmte Zwölf-Stufen-Programm der Selbsthilfeorganisation Anonyme Alkoholiker nach Aussage ihrer Mitglieder einen sehr viel höheren Grad an Besserung als jede andere Form von Therapie. Selbsthilfegruppen, Hausärzte und Psychotherapeuten erreichten im Verlauf der ersten sechs Behandlungsmonate alle ungefähr vergleichbare Erfolge. Nach sechs Monaten schnitten die Psychotherapeuten besser ab. Dennoch sollte man dieses Ergebnis mit einigen recht großen Fragezeichen versehen.

- Denn es könnte sein, dass Krankenversicherungen Psychotherapien nicht mehr so lange bezahlen wie früher. Und wer kann es sich leisten, diese privat zu finanzieren?
- Die Studie ist auch nicht auf die Tatsache eingegangen, dass die meisten Hausärzte Patienten, die unter psychischen Problemen leiden, wahrscheinlich nicht länger als ein durchgängiges halbes Jahr behandeln wollen, und dies aus beruflichen wie auch aus finanziellen Gründen.
- Und schließlich hat es die Studie versäumt, den Grad der selbst eingeschätzten Besserung in jener großen Gruppe von Personen zu messen, die sich entschlossen hatten, ihre Probleme allein oder mithilfe von Angehörigen, Freunden oder kirchlichen Beratern zu bewältigen. Deshalb lässt sich nicht beantworten, ob Selbsthilfemethoden möglicherweise beinahe ebenso wirksam sind wie anerkannte Psychotherapien oder medizinische Behandlungsmethoden.
- Interessanterweise wurde die Arbeit von Psychiatern, Psychologen und Sozialarbeitern alle mit etwa dem gleichen Grad an Besserung in Verbindung gebracht. Dagegen erwies sich die Paartherapie durch Eheberater nicht ganz so wirkungsvoll wie die von Angehörigen der psychotherapeutischen (und ärztlichen) Berufe. Keine Form von Therapie erwies sich als wirksamer als eine andere.

Kurzum: Die meisten Menschen, die Hilfe bei einem ausgebildeten Psychologen oder Psychotherapeuten suchten, waren der Ansicht, dass es ihnen nach einem angemessen langen Zeitraum sehr viel besser ging. Aufgrund der Anlage der Studie besteht jedoch keine Möglichkeit, festzustellen, inwieweit allein das Verstreichen der Zeit ein gebrochenes oder angstvolles Herz heilt.

Die Selbsthilfegruppe

Wir haben über die Ergebnisse dieser Studie und vieler anderer Untersuchungen, darunter auch solche über die Effizienz klinischer Behandlungmethoden, gründlich nachgedacht. Zudem haben wir uns mit renommierten Psychotherapeuten und Psychologen, die entweder praktizierten oder an Fachbereichen führender Universitäten lehrten, des Längeren (und im Privaten) über den Nutzen von Psychotherapien unterhalten. Wir möchten daher diejenigen Leserinnen und Leser, die eine zusätzliche Behandlungsmethode zur Linderung ihres seelischen Leids kennen lernen möchten, ermutigen, sich einer geeigneten Selbsthilfegruppe anzuschließen.

Es gibt mehrere Gründe für unsere Empfehlung. Die meisten Gründe erschließen sich jedoch schon aus Kostengründen. Für Suchterkrankungen, insbesondere Alkoholismus, stellen die Treffen von Selbsthilfegruppen wie den Anonymen Alkoholikern einen seit langem erprobten Weg zur wirksamen Lösung. Das trifft für all diejenigen zu, die ihre selbstzerstörerischen Verhaltensweisen ändern wollen. Zudem bestehen die Kosten dieser Therapie vielfach nur darin, dass man ein wenig freie Zeit opfert.

Das Entscheidende ist, dass Sie eine geeignete Gruppe finden. Weitere Informationen zu Selbsthilfegruppen können Ihnen Ihr Arzt und die Krankenkassen geben. Möglicherweise finden Sie auch in der Lokalzeitung, in einem größeren Krankenhaus oder in einem Gemeindezentrum nützliche Informationen, mit deren Hilfe Sie eine Gruppe finden können, in der es um Ihre Art von Problemen geht.

Einzeltherapie

Es kann durchaus sein, dass Sie ein wenig zu schüchtern sind, um den Mut aufzubringen, sich einer Selbsthilfegruppe anzuschließen. Vielleicht geht es Ihnen finanziell auch so gut, dass Sie es gar nicht in Betracht ziehen müssen, Ihr Leid in unbequemen Selbstoffenbarungen öffentlich zu machen, so wie es in Selbsthilfegruppen verlangt wird. Möglicherweise ist es für Sie geeigneter, Ihren Schmerz einem Therapeuten unter vier Augen anzuvertrauen. Wenn Sie unter schwerwiegenden, anhaltenden psychischen Problemen leiden oder diese von Krankheiten herrühren, die durch verschreibungspflichtige Arzneimittel oder gar chirurgische Maßnahmen gelindert werden können, kann eine Einzeltherapie bei einem Arzt oder Psychotherapeuten die beste Lösung für Sie sein.

Welchen Weg Sie auch einschlagen, um Lösungen für Ihre ganz individuellen Schwierigkeiten zu finden – wir wünschen Ihnen hierzu selbstverständlich alles Gute. Wir möchten Sie auch ermutigen, die in diesem Buch vorgeschlagenen Übungen und Gedanken weiter zu befolgen.

Schließlich gibt es kein Problem, wenn man sich psychisch besonders gesund oder einfach zu wohl fühlt. Angesichts der natürlichen Neigung, dass Wunden verheilen, ist es nur eine Frage der Zeit, bis es Ihnen wieder besser geht.

Tag 14

Verführung

Hin und her gerissen

Sie fühlen sich allein, gelangweilt und elend – oder Sie verkehren wieder unter Menschen, die Ihnen gefehlt haben: Was klingt in Ihren Ohren besser? Die falsche Antwort kann unwiderstehlich erscheinen, zumal in einer kalten, einsamen Nacht. Wenn die Umstände der Trennung es erlauben, denken Sie vielleicht: Ach, was soll's! Was kann ein »letztes« Treffen mit meinem Ex schon schaden? Und so greifen Sie zum Telefon …

Die unumstößliche Realität lautet: Ein solcher »Rückfall« kann Ihren Genesungsprozess um Wochen zurückwerfen. Es ist ziemlich wahrscheinlich, dass Sie durch solche Anrufe oder Besuche Zeit mit einer alten Lektion vergeuden, die Sie nicht noch einmal lernen müssten. Doch vielleicht üben die alten Gewohnheiten immer noch eine urtümliche Macht über Sie aus. Ein freundliches Wort, eine kleine Krise, jede Form von Entschuldigung, und schon glauben Sie, die Dinge könnten sich geändert haben. Haben Sie sich im Laufe der Trennung grausam oder kaltherzig gezeigt, dann fühlen Sie sich nun vielleicht schuldig und sind deshalb umso anfälliger für solche »falschen Anfänge«.

Wie nun können Sie sich endgültig von Ihrem früheren Partner lösen? Eine selbstzerstörerische Methode besteht darin, sich dadurch abzulenken, dass man sich sofort einen neuen Partner sucht. Eine Frau, die wir beide kennen, lässt den »Neuen« immer ans Telefon gehen, um ihrem Ex klar zu machen, dass ihre Liebe zu ihm endgültig erloschen sei. Das ist geschmacklos – und fordert Vergeltungsmaßnahmen geradezu heraus.

Eine andere potenziell fehlerhafte Methode liegt darin, gewissermaßen Feuer in Eis zu verwandeln. Einfach so zu tun, als wäre der Expartner tot. Ihn weder anzurufen noch zurückzurufen. Das hat vielleicht Sinn, wenn man auf diese Weise den Kontakt abbrechen will, weil der »Ex« angefangen hat, verrückt zu spielen. Doch in den meisten Fällen ist es eine feige Vorgehensweise, die fast immer die Tür für weitere Kontakte offen hält. Zu schweigen ist kein Weg, um deutlich zu machen, dass endgültig Schluss ist. Es ist vielmehr eine stumme Sprache, eine Art nicht vollzogener Trennung.

Es ist deshalb an der Zeit, dass Sie Ihren Zwei-Wochen-Checkup machen. Hierbei geht es um einen einzigen Punkt, nämlich darum, dass Sie die Wahrheit sagen, und zwar nicht nur Ihrem früheren Partner, sondern auch sich selbst gegenüber. Dass Sie sich eingestehen, warum die gemeinsame Beziehung nicht Ihren besten Interessen diente. Wenn es sein muss, notieren Sie die Gründe auf einen Zettel, den Sie neben das Telefon legen.

Wenn Sie die Wahrheit kennen und Ihr Recht auf Genesung achten, dann werden Sie uns vermutlich darin zustimmen, dass es einfach zu viel Ihrer kostbaren Zeit verschlingt, wenn Sie bei diesem »Es ist Schluss«-Kummer verweilen. Überdies sind Sie dadurch weiter der Gefahr ausgesetzt, rückfällig zu werden und zum früheren Partner zurückkehren zu wollen.

Liebe und Mitgefühl

Bringen Sie Liebe zu sich selbst auf, und erkennen Sie Ihre wahren Gefühle. Und wenn Ihr Expartner versucht hat, sich anständig zu benehmen, zeigen Sie Mitgefühl. Machen Sie klar, dass Sie ihm das Beste wünschen, aber dass Sie nun nicht mehr Teil seines Lebens sind. Sie beide haben sich getrennt, und zwar endgültig. Letztlich werden Wahrheit und Mitgefühl siegen. Und Telefonate, die Sie möglicherweise erneut in die Beziehung geführt haben, werden schließlich aufhören. Erst dann wird das Lebewohl endgültig Wirklichkeit.

Es gibt jetzt so viele Menschen, die Ihre Liebe auf ganz neue Art benötigen; Ihre jüngste Erfahrung in der Liebe hat den Weg zu jenen versperrt, die Sie nun erwarten. Wenn Sie für die Möglichkeit offen bleiben, dass die Zukunft neue und noch bedeutungsvollere Beziehungen bereithält, in denen Ihre Liebe auf überraschende und vielleicht wesentlichere Weise gebraucht wird, wird genau das geschehen. Was Sie glauben, wird für Sie Wirklichkeit werden.

Vertrauen Sie auf diesem Weg Ihrem Gefühl, dass Sie sich persönlich weiterentwickeln werden. Genesen bedeutet, immer empfänglicher dafür zu werden, die Wahrheiten der inneren Stimme zu hören. Lauschen Sie dieser Stimme, und nutzen Sie ihren Rat, um Ihre neu gewonnene Kraft zur Überwindung möglicher Gefahren auf die

Tipp 14: Lachen ist gesund

Auf den ersten Blick mag es so aussehen, als wollten wir Sie mit diesem Tipp dazu drängen, Unmögliches zu leisten. Wenn man unter dem schmerzlichen Verlust des Partners leidet, erscheint einem nichts lustig. Zu den besten Dingen, die Sie tun können, um Ihr Gleichgewicht zurückzuerlangen, gehört jedoch, Ihren Sinn für Komik wieder zu entdecken. Sie sind dem eigenen Humor gegenüber nicht blind geworden, sondern haben im Augenblick nur fest die Augen davor verschlossen.

Das können Sie in Ordnung bringen. Und das sollten Sie auch, denn Humor heilt. Außerdem wirkt er schmerzlindernd.

Zunächst aber sollten wir darauf hinweisen, dass es ganz unterschiedliche Formen von Humor gibt, einen eher leisen und einen eher groben. Der leise Humor kann uns erheitern und zum Schmunzeln und Lächeln bringen, der grobe führt zu einer heftigeren körperlichen Reaktion: zum Lachen. Das Ausprobieren aller Arten von Humor kann Ihnen bei der Bekämpfung Ihrer gegenwärtigen negativen Gefühle helfen. Den größten Nutzen wird jedoch ein regelrechter Lachanfall bringen.

Und worin soll dieser Nutzen bestehen? Wie wär es – für den Anfang – mit mehr Gesundheit und Wohlbefinden?

Probe zu stellen. Sie verfügen über Macht, und wenn Sie sie in Anspruch nehmen, kommt es Ihnen so vor, als ströme frische Luft in Ihr Herz.

Fragen Sie Ihren Arzt

Wenn Sie einen Arzt fragen, wozu das Lachen eigentlich gut sei, erläutert er Ihnen möglicherweise dessen Nutzen für den menschlichen Organismus: Das Lachen unterbricht die Ausschüttung der neuroendokrinen Hormone, die mit Stress in Zusammenhang stehen, wie beispielsweise Epinephrin, Kortisol, DOPAC und HGH. Lachen bringt das Immunsystem auf Touren. Die T- und B-Zellen des Organismus produzieren vermehrt krankheitsbekämpfende Antikörper, während sich gleichzeitig die Produktion des Krankheiten bekämpfenden Gamma Interferons sowie des A-Immunoglobulins im Speichel erhöht. Die mit dem Lachen einhergehende schwere Atmung bewirkt, dass die Lymphflüssigkeit kräftiger zirkuliert und der Sauerstoffgehalt im Blut ansteigt.

Ein Lachanfall kann unter Umständen ebenso belebend und kräftigend wirken wie ein flottes Aerobic-Training. Mit Sicherheit nutzt er allen, deren Atmungsorgan einmal richtig »durchgepustet« werden muss, zum Beispiel Lungenkranken. Und wenn wir uns nach einem Lachanfall wieder beruhigt haben, fühlt sich unsere Muskulatur lockerer an, möglicherweise fällt unser Blutdruck, und die Werte unseres Immunsystems können bis zu zwölf Stunden messbar erhöht sein.

Humor und Lachen besitzen erwiesenermaßen die erstaunliche Fähigkeit, Schmerzen zu lindern und einen gesunden Schlaf zu fördern, und dies sogar bei Personen, die an Krankheiten wie Krebs und Arthritis leiden. Wer regelmäßig lacht, hat einen niedrigeren Ruhepuls. Es gibt Untersuchungen, nach denen Menschen, die mühelos über ganz verschiedene Arten von Humor lachen können, weniger oft unter Erkrankungen des Magendarmtrakts und des Herzens leiden. Diese fröhlichen Menschen können sich sogar besser gegen Infektionskrankheiten zur Wehr setzen.

Na und?

Es mag Ihnen so vorkommen, als seien diese ganzen Vorzüge, die sich aus einem heftigen Lachanfall ergeben, für Sie im Augenblick absolut unerreichbar. Aber dem ist nicht so. Es gibt Möglichkeiten, wie Sie Ihren Weg zum Humor wieder finden können. Allerdings müssen Sie ganz bewusst danach suchen.

Nur wenn Sie sie wirklich urkomisch finden, raten wir Ihnen, sich im Fernsehen kitschige alte Komödien oder Zeichentrickfilme anzuschauen, um mal wieder richtig zu lachen. Zu viele unglückliche Menschen berichten, dass diese Filme einfach nicht lustig genug sind, um darüber lachen zu können. Und weil eine Quelle des Humors das Unerwartete beziehungsweise ein Element der Überraschung ist, sollten Sie sich auch nicht Filme ansehen oder Bücher lesen, die Sie früher einmal urkomisch fanden und von denen Sie nun erwarten, dass Sie sie heute genauso lustig finden.

Wir schlagen vor, dass Sie Ihren Humor dadurch wieder finden, indem Sie sich zunächst klar machen, was Humor eigentlich ist. Beim Humor handelt es sich in Wirklichkeit um eine höhere Form des Bewusstseins. So vertritt ein Forscher, der die Wirkung von Tiefenhypnosen untersucht hat, folgende Auffassung: Nachdem er seine geeignetsten Testpersonen hypnotisiert hatte, stellte er fest, dass sie in der tiefsten Hypnose in eine Art mystischen Seelenzustand gerieten. Wenn man den höchsten Zustand auf einer Zehnerskala mit der Ziffer 10 belege, so der Forscher weiter, seien die Probanden bei 3 auf besagter Zehnerskala oftmals in Lachen ausgebrochen, als Ihnen zu Bewusstsein kam, was er den »Witz« nannte. Diese Personen seien sich im selben Augenblick der wunderbaren, kosmischen Absurdität der *condition humaine* bewusst geworden. Sie mussten lachen, als sie erkannten, dass die Wünsche ihres Ichs in Albernheit wurzelten.

Auch ein ausgeprägter Sinn für Komik kann überhaupt nicht schaden.

Stärkung Ihres Sinns für Komik

Um Ihren Humor oder zumindest einen kindlichen Sinn für Komik zurückzuerlangen, sollten Sie versuchen, sich auf Entdeckungsreise in das eigene Ich zu begeben. Meditieren Sie ein wenig über den Sinn des Humors, darüber, inwieweit er auf Angst und Überraschung angewiesen ist, soll er in ein befreiendes Lachen münden.

Schauspielern Sie ein wenig und üben Sie das gesamte Spektrum der Heiterkeit – von einem Lächeln zu einem Grinsen, einem Prusten oder leisen Kichern über ein lautes Kichern bis hin zu einem Lachen aus voller Kehle. Wie gut können Sie diese einzelnen Formen nachahmen? Können Sie über sich selbst lachen, wenn es Ihnen misslingt, ein Lachen glaubwürdig vorzutäuschen?

Halten Sie weiter Ausschau nach wirklich lustigen Anlässen. Suchen Sie nach Dingen oder Personen, die Sie zum Lachen bringen. Denken Sie an sich mit humorvoller Zuneigung. Was tun Sie, das Ihnen selber spaßig vorkommt? Was tun Sie, das andere komisch finden? Stimmen Sie mit ihnen überein? Wenn nicht, warum nicht? Können Sie sich mit den Augen dieser Menschen sehen und über sich selber schmunzeln? Nur wenige Menschen wirken auf andere so anziehend wie diejenigen, die gelernt haben, über sich selbst zu lachen – auf freundliche Art.

Fangen Sie sofort an, nach Lustigem Ausschau zu halten. Wenn es zu spät ist, sich im Kino eine Komödie anzusehen, surfen Sie im Internet, um sich ein wenig aufzuheitern. Viele Websites konzentrieren sich auf Witze, von denen manche sogar recht amüsant sind. Verwenden Sie bei der Recherche eine Suchmaschine und speichern Sie einige Internetadressen unter »Favoriten«.

Rufen Sie einen Freund an, der Sie immer zum Lachen bringt, oder besuchen Sie eine Freundin und bitten Sie sie, Ihnen die Füße zu kitzeln. Setzen Sie sich im Büro ein Karnevalshütchen auf, kaufen Sie sich einen Scherzartikel und spielen Sie Ihren Arbeitskollegen einen harmlosen Streich. Kaufen Sie eine CD Ihres Lieblingskomikers. Mieten Sie einen Clown und tun Sie so, als hätten Sie Geburtstag. Bringen Sie Ihre Katze dazu, dem umherflitzenden Spotlight hinterherzujagen, das Sie mit einer Taschenlampe auf den Fußboden werfen, oder kitzeln Sie Ihrem Hund den Bauch, bis Sie lächeln müssen, weil es so albern aussieht, wenn er mit erhobenen Beinen in der Luft kratzt.

Gelegenheiten zum Lachen finden Sie rings um sich herum. Um sie zu finden, müssen Sie nur eines tun: Ihre Fantasie spielen lassen.

Tag 15

Feier

Ein Hoch auf mich!

Was bedeutet es für Sie, Zeit für sich selbst zu haben? Jagt es Ihnen Angst ein, macht es Sie nervös? Wenn es Ihnen schwer fällt, das Alleinsein zu genießen, entgeht Ihnen eine Seite Ihrer Persönlichkeit. Stellen Sie sich noch immer vor, ohne einen Partner, einen »bedeutsamen anderen«, keine Freude am Leben haben zu können? Denken Sie über die paradoxe Wahrheit nach, dass Sie lernen müssen, sich mehr als nur einigermaßen wohl mit sich selbst zu fühlen, wenn Sie eines Tages eine tolle neue Beziehung eingehen wollen – Sie müssen eine tiefe Freude empfinden und von Herzen lachen können. Die aussichtsreichsten Kandidaten werden sich durch Ihre in sich ruhende Persönlichkeit und Ihre innere Unabhängigkeit zu Ihnen hingezogen fühlen.

Wenn Sie Angst davor haben, allein zu sein – liegt das vielleicht an einem Gefühl, das Alleinsein könne zu dauernder Einsamkeit führen? Auf diese Weise wird das Alleinleben zu einer Art Strafe. Tatsächlich aber bietet Ihnen die neu gefundene Abgeschiedenheit die beste Gelegenheit, echte innere Zufriedenheit und Klarheit zu finden. Und wenn Sie diese Zeit möglicherweise auch nur als »Ausfallzeit« ansehen, bis die nächste

Liebe daherkommt, kann sie Ihnen doch die Chance bieten, wirklich innere Ruhe und Sicherheit zu entwickeln.

Ein bedeutender Meilenstein ist erreicht. Sie haben es bis zur wichtigen »Halbzeit« geschafft, und das sollten Sie feiern. Belohnen Sie sich nicht nur mit den Fortschritten, die Sie in den letzten beiden Wochen gemacht haben. Nehmen Sie auch die großartigen künftigen Abenteuer vorweg, welche die ermutigenden Selbstgespräche Ihnen letztlich bescheren werden.

Dies ist ein Test. Aber eben *nur* ein Test, und zwar Ihrer wieder gefundenen Fähigkeit, sich daran zu erinnern, wie wunderbar Sie in Wirklichkeit sind. Feiern Sie also Ihre Bereitschaft, sich jenes Glück ins Leben zu holen, nach dem Sie sich wahrhaft sehnen.

Machen Sie noch heute Pläne. Fahren Sie übers Wochenende weg, wenn's geht, und beginnen Sie ab sofort, in sich selbst und rings um sich herum jene neuen Freuden zu entdecken, die Sie bislang nicht wahrzunehmen bereit waren.

Der zu sein, der geht, erfordert nicht selten eine ganze Reihe bewundernswerter Eigenschaften: Mut unter Beschuss, die Bereitschaft, Risiken einzugehen, Entschlossenheit angesichts von Widerstand, die nötige Charakterstärke, um sich mit der allgemeinen Ablehnung abzufinden, Einfallsreichtum, um sich den veränderten Lebensumständen anzupassen, und zahlreiche andere lobenswerte Wesenszüge.

Auf die verlassene Partei wirken diese nicht selten wie herzlose Gefühllosigkeit, brutale Gemeinheit oder Schlimmeres. Diesem Eindruck kann der, der geht, möglicherweise nur dann entgehen, wenn die andere Partei,

Tipp 15: Die Trennungsparty

Es ist schon paradox: Da richten wir eine Party für junge Leute aus, die ihr Elternhaus verlassen, damit sie heiraten können, doch wir ignorieren die dringlicheren Bedürfnisse jener, die einen Lebensgefährten oder Ehepartner verlassen. Die Begründung in unserer Gesellschaft lautet, dass wir das erfolgreiche Werben um einen Lebenspartner eben belohnen und gescheiterte Beziehungen nicht. Doch muss man das Ende einer Partnerschaft immer als Scheitern betrachten? Kann man es nicht auch als einen hoffnungsvollen Anfang feiern, der zu einem Wandel zum Besseren führen soll? Und zwar auch dann, wenn nur eine Seite dies im Augenblick so empfindet?

Wenn der eine Partner sich durch das Ende der Beziehung in einer gewissen Opferrolle sieht, haben diejenigen, die mit beiden Partnern befreundet sind, möglicherweise das Gefühl, sie müssten den einen dafür belohnen, dass er den anderen verlassen hat. Zumindest aber kann jeder Freund erkennen, dass die Partei, die aus dem gemeinsamen Domizil auszieht, oft diejenige ist, die die Schuld für die Aufgabe der Beziehung auf sich nimmt. Nennen wir den Betreffenden »Den, der geht«.

die im gemeinsamen Domizil wohnen bleibt, eindeutig seinen oder ihren Teil der Verantwortung für die Trennung akzeptiert.

Sicher, der Auszug aus der gemeinsamen Wohnung kann zu ziemlich unangenehmen Szenen führen. Dennoch sollten die Freunde und Bekannten desjenigen, der geht, einen Blick auf seine materiellen Verhältnisse werfen. Lebt er aus dem Koffer, wohnt er in einem schäbigen Loch, und kocht er mit dem einzigen Topf, den er sein Eigen nennt? Möglicherweise befindet sich auch das gemeinsame Auto noch im Besitz des Expartners, und der, der geht, fährt mit dem Fahrrad zur Arbeit.

Egal, ob *Sie* derjenige sind, der aus dem gemeinsamen Domizil ausgezogen ist, oder derjenige, der darin wohnen bleibt, wenn Sie feststellen, dass Sie im Vergleich mit der Zeit vor dem Ende der Beziehung in ärmlichen Verhältnissen leben, können Sie Maßnahmen ergreifen, um die Dinge wieder ein wenig ins Lot zu bringen. Bitten Sie Ihre beste Freundin, gemeinsam mit Ihnen eine »Trennungsparty« auszurichten.

Was das ist? Nun, eine Trennungsparty ist ganz einfach, wirklich. Sie wird für den einen Partner einer früheren Beziehung ausgerichtet. Es handelt sich um ein Fest, auf dem der, der auszieht, oder auch der, der im gemeinsamen Domizil wohnen bleibt, von allen geladenen Gästen einen »Trost«preis bekommt. Sie können sogar überlegen, ob Sie eine Geschenkeliste aufstellen, sodass jeder Gast weiß, was Sie brauchen.

Die Freundin, die die Einladung zu der Party verschickt, muss bei der Auswahl der Gäste große Umsicht walten lassen. Natürlich wollen Sie nicht diejenigen einladen, die stark für die Gegenseite Partei ergreifen. Und warum sollten Sie diejenigen übergehen, die einfach Bekannte oder Arbeitskolleginnen statt gute Freunde sind? Das Fest soll ein Anlass sein, Herzlichkeit und Kameradschaft zu teilen, wobei der, der geht, oder der, der bleibt, das Gefühl bekommen soll, nicht allein zu sein.

Formulieren Sie die Einladung etwas humorvoll, sodass die Gäste gern zusagen. Schließlich sollen Sie ja nicht das Gefühl haben, zu einer »Beerdigung« der Beziehung zu gehen.

Planen Sie gut, damit das Fest lebhaft und fröhlich abläuft und Spaß macht. Es sollte ein wenig einer Coming-out-Party gleichen und Ihnen außerdem die Möglichkeit bieten, einen neuen Freundeskreis aufzubauen.

Tag 16

Sich erinnern

Das Vergangene aufbewahren

Wenn heute so ein Tag ist, an dem Sie immer noch melancholisch gestimmt sind, glauben Sie vielleicht, Sie müssten Ihre schrecklichen Verlustgefühle möglichst rasch verdrängen. Aber das ist ein Irrtum, und wenn auch nur aus einem Grund: Menschen, die sich nicht an ihre Vergangenheit erinnern können, sind dazu verdammt, sie zu wiederholen.

Diese Tage sind gewissermaßen Ihre »Eisenzeit«, in der große innere Entdeckungen Ihre Fähigkeit wiederherstellen, aufs Neue Ihr Königreich zu regieren. Lassen Sie also Ihre Gefühlsgebäude nicht rostig werden. Lassen Sie nicht zu, dass diese »Eisenzeit«, so wie die erste, vorgeschichtliche, für die Nachwelt unaufgezeichnet bleibt. Schreiben Sie alles nieder; führen Sie ein Journal oder Tagebuch. Es könnte durchaus sein, dass das Geschriebene Sie für den Rest des Lebens inspirieren wird.

Wenn Ihnen das zu sehr nach Hausaufgaben klingt, gehören Sie womöglich zu den Menschen, die sich beim Niederschreiben eines korrekten Satzes, nun ja, etwas unbehaglich fühlen. Sie wissen schon … Aber lassen Sie sich von einer solchen Einstellung nicht vom Schreiben abhalten, selbst wenn Sie es in Ihrer Privatsprache tun. Je mehr Sie aufschreiben, desto größer sind Ihre Chancen, rasch zu genesen.

Wie können wir dieses Versprechen einlösen? Denken Sie einmal in dieser Weise darüber nach: Ihr Leid könnte schlimmer sein. Sie könnten unheilbar an Krebs erkrankt sein. Und wenn Sie es wären, würde Ihnen so mancher gute Arzt verschreiben, ein Tagebuch zu führen.

Margie Davis ist Dozentin am Dana-Farber-Krebs-Institut in Boston und gibt dort ein Seminar mit dem Titel *»Über Krebs schreiben«*. »Mit dieser Art Schreiben haben ich und meine Studentinnen und Studenten in den letzten sieben Jahren Erfolg gehabt«, erklärt Davis. »Das Schreiben und das Nachdenken darüber, wie bestimmte Ereignisse unsere Lebenseinstellung verändert haben, bietet die Möglichkeit, aufgestaute Gefühle herauszulassen, die durch Gespräche oder in Selbsthilfegruppen möglicherweise nicht artikuliert werden können. Wer schreibt, hat die Chance, bei sich zu sein, und es ist schon erstaunlich, was da alles zu Papier gebracht wird.«

Davis gründet ihre Arbeit auf Forschungen, die der Psychologie-Professor James W. Pennebaker von der Universität Texas durchgeführt hat. Wie Pennebakers Untersuchungen zeigen, hilft es Menschen in psychischer wie auch in körperlicher Hinsicht, wenn sie ihre Gedanken und Gefühle bezüglich des Ursprungs ihrer psychischen Belastung schriftlich fixieren.

Wo sollen Sie anfangen, wenn Sie ein Journal führen? Wo immer Sie wollen. Wenn Sie nicht regelrecht Tagebuch schreiben möchten, könnten Sie als Erstes eine Lis-

Tipp 16: Atemschule

Hat Ihnen schon mal jemand gezeigt, wie man atmet? Natürlich nicht, mögen Sie erwidern, wie man atmet, weiß doch jedes Kind. Das Leben beginnt mit einem Einatmen und endet mit einem Aushauchen; was muss man denn sonst noch darüber wissen?

Um sich von den Belastungen und Ängsten, mit denen Sie im Augenblick konfrontiert sind, zu befreien, sollten Sie viel mehr über das Atmen wissen. Wahrscheinlich belaufen sich Summe und Substanz Ihres Wissens über kontrollierte Atmung lediglich darauf, dass man zehnmal tief einatmen soll, wenn man sich beruhigen will. Bedenken Sie, dass von Forschern, die den Zusammenhang zwischen Atmung und geistiger und körperlicher Gesundheit sorgfältig untersucht haben, Hunderte unterschiedlicher Formen der Atmung entwickelt wurden, die sie jeweils für besondere Zwecke einsetzen.

te anfertigen, die folgende Fragen beantwortet: Wenn ich meinen Expartner zu einem Psychotherapeuten schicken könnte, was müsste in der Therapie meines Erachtens in Ordnung gebracht werden? Welche Dinge, die er getan hat, haben mich am meisten verletzt?

Ihre Antworten auf diese Fragen sollten ausreichen, um zu verstehen und sich daran zu erinnern, warum Ihr früherer Partner inzwischen Teil Ihrer Vergangenheit ist. Und zu erkennen, welcher Art von Person Sie aus dem

Weg gehen sollten, wenn Sie sich das nächste Mal auf die Suche nach Liebe begeben.

Finden Sie also Trost in Ihrem Unbehagen. Vielleicht haben Sie jetzt zum letzten Mal die Möglichkeit, sich sorgfältig Notizen über eine der wichtigsten Entwicklungserfahrungen in Ihrem Leben zu machen. Das Journal über Ihre »Eisenzeit« wird Sie stärken und Ihnen Erinnerungen schenken, auf die Sie stolz sein können, wenn Sie in ein schöneres Land kommen.

Nicht nur Yogameister interessieren sich für den Nutzen einer kontrollierten Atmung. So haben vor 22 Jahren Leonard Orr und Sodra Ray eine durch und durch westliche, körperorientierte Therapie namens »Rebirthing Breathwork« entwickelt. Die darin verwendeten Atemtechniken, »die helfen sollen, gespeicherten Stress und Schmerz sowie seelische Traumata aller Art zu aktivieren und freizugeben …«, werden heute von vielen Therapeuten gelehrt.

Das Interesse an Atemtechniken hat sogar die Ärzteschaft erreicht. Inzwischen scheint es erwiesen, dass die Atmung mehr leistet, als lediglich den zum Stoffwechsel benötigten Sauerstoff zu liefern. Offenbar unterstützen die Atembewegungen der Lunge, des Zwerchfells und des Brustkorbs das Immunsystem, indem sie die Lymphflüssigkeit durch den Körper pumpen. Dieses System wird zuweilen sogar als »Lymphherz« bezeichnet. Überdies scheint sich die Art und Weise der Atmung unmittelbar auf unser vegetatives Nervensystem auszuwirken, wobei ein entspanntes und tiefes Atmen »von unten herauf« dazu dient, unser inneres Gleichgewicht wiederherzustellen.

Der Atemtest

Fragen Sie sich selbst: Seufzen Sie regelmäßig oder oft? Wachen Sie müde auf und bleiben es den ganzen Tag? Wie oft haben Sie das Gefühl, dass Sie verschnaufen müssen oder außer Atem sind, obwohl Sie sich körperlich nicht sonderlich angestrengt haben?

Nach Aussage von Fachleuten sollte man ungefähr vier- bis siebenmal in der Minute atmen. Zwar beträgt das Lungenvolumen siebeneinhalb Liter, die meisten Menschen inhalieren jedoch nur rund einen Liter pro Atemzug, was nicht ausreicht. Und sie atmen acht bis 14 Mal pro Minute, ein Zeichen dafür, dass ihre Atmung zu flach ist, um das Bedürfnis ihres Körpers nach Sauerstoff stillen zu können. Oftmals atmen sie nicht natürlich, von tief unten aus dem Unterleib, sodass sich der Bauch hebt und senkt und sich das Zwerchfell bei jedem Atemzug mühelos aufbläht.

Sollten Sie zu jenen Menschen gehören, die flach atmen, dann üben Sie doch täglich einige Minuten lang eine neue Form der Atmung, die Sie für den Rest Ihres Lebens beibehalten.

Atemtraining

Ob er Ihnen nun gefällt oder nicht, Tony Robbins ist ein unbestreitbar erfolgreicher Motivationslehrer. Nach einer seiner wirksamsten Ideen lässt er jeden Tag eine Viertelstunde Tiefenatmung praktizieren. Seine Behauptung, man bekomme auf diese Weise Zugang zu enormen Reserven an Lebensenergie, ist von Tausenden seiner Anhänger geprüft und bewiesen worden.

Robbins' Lieblingstechnik, den »Dreiteiligen Atemzug«, kann man fast überall üben, im Sitzen oder Stehen. Atmen Sie zunächst tief ein, bis in den Unterleib hinunter. Atmen Sie dabei durch die Nase. Atmen Sie anschließend weiter, bis sich der Brustkorb gefüllt hat, und dann weiter, bis auch der obere Brustbereich gefüllt ist. Stellen Sie sich vor, Ihr Körper wäre ein leeres Glas, das Sie, beginnend vom Boden, mit Luft füllen. Ist es voll, kehren Sie das Verfahren um und atmen von oben nach unten bis zum Boden aus. Um die letzte Luft, die sich dort noch befindet, herauszubekommen, ziehen Sie die Unterleibsmuskeln an.

Verstanden? Gut. Machen Sie's noch einmal. Und noch einmal, fünfzehn Minuten lang.

Sollten Sie sich bei dieser Übung langweilen, dann probieren Sie doch einmal aus, was manche als »gebelltes Atmen« bezeichnen – es soll eine großartige Möglichkeit zum Stressabbau sein. Zu diesem Zweck müssen Sie sitzen, versuchen Sie es aber nicht beim Autofahren. Setzen Sie sich gerade hin und blasen Sie einen imaginären Käfer aus der Nase, indem Sie den Unterleib scharf einziehen. Entspannen Sie sich und atmen Sie auf natürliche Weise wieder ein. Wiederholen Sie dieses scharfe Ausatmen durch die Nase 22 Mal, holen Sie danach tief Luft und entspannen Sie sich einen Augenblick. Um die beste Wirkung zu erzielen, wiederholen Sie diesen Zyklus von 22-Mal-Ausatmen drei Mal.

Eine Übung, die im Rahmen der »Rebirthing«-Atemtherapie praktiziert wird, ist das »verbundene Atmen«. Zwar behaupten die Befürworter dieser Atemtechnik, sie besitze »tiefe, heilende und bewusstseinsverändernde Eigenschaften«, doch weisen sie zugleich darauf hin, dass Anfänger sie sparsam anwenden sollten, bis sie von einem ausgebildeten Therapeuten darin geschult worden sind. Und so funktioniert die Übung: Legen Sie sich zunächst 15 Minuten lang hin. Atmen Sie durch den offenen Mund vollständig in den Brustkorb ein und atmen Sie in entspannter Weise sofort durch den Mund wieder aus. Atmen Sie ohne Pause eine Viertelstunde lang weiter.

Von einer komplizierteren Yoga-Atemmethode wird behauptet, dass sie die Gesundheit stärke und das Bewusstsein kläre. Um sie durchzuführen, halten Sie das linke Nasenloch zu, während Sie tief einatmen und langsam ausatmen. Wechseln Sie für den nächsten Atemzug zum rechten Nasenloch und atmen Sie zwölf oder mehrere Durchgänge lang abwechselnd weiter durch beide Nasenlöcher. Wiederholen Sie die Übung zwei- bis sechsmal am Tag. Diese Technik wird auch Ihr Meditationsvermögen verbessern.

Die Luftdiät

Wenn Sie abnehmen möchten, während Sie eine gesündere Atmung erlernen, dann können wir Ihnen eine weitere neue Diätidee anbieten. Sie schreibt nicht vor, wie viel, wann oder gar was Sie essen, sondern verlangt lediglich, dass Sie Ihre Art zu atmen ändern.

Beginnen Sie den Atemzyklus, indem Sie scharf durch die Nase einatmen und gleichzeitig die Mundwinkel zu einem breiten Lächeln verziehen. Entspannen Sie den Unterleib, um möglichst viel Luft einzuatmen. Im zweiten Schritt halten Sie, nachdem Sie die Lunge gefüllt haben, den Atem an und ziehen den Unterkörper ein und hoch. Sie können dabei die Hände zu Hilfe nehmen. Bei Schritt drei strecken Sie, während Sie immer noch den Atem anhalten, den Bauch heraus und kippen die Hüfte vor und zurück. Spannen Sie den Po an. Atmen Sie schließlich durch die Nase aus und blasen Sie, als spürten Sie einen Widerstand. Fühlen Sie, wie sich das Zwerchfell unter den Rippen strafft.

Üben Sie das zehn Minuten pro Tag. Haben Sie schon mal von einer leichteren Diät gehört? Wir behaupten nicht, die Gründe zu verstehen, aber viele Leute, die diese Atemmethode anwenden, schwören, dass sie funktioniert.

Tag 17

Zuversicht

Verwirrende Gedanken

Die Fähigkeit zur Zuversicht ist Teil der Fähigkeit, sich mit Veränderungen abzufinden. Wer hofft, akzeptiert, dass Leidenschaften im Laufe der Zeit absterben oder sich wandeln können. Wer zuversichtlich ist, erkennt, dass die Abenteuer von morgen auch dann noch winken, wenn die Träume von gestern an der Wahrheit von heute zerbrochen sind.

Nachträgliche Einsichten lassen uns leichter akzeptieren, dass Menschen sich ändern und dass das eben der Lauf der Welt ist. Nun, da es in Ihrem Leben keine verletzende Liebe mehr gibt, werden Ihre Hoffnungen Ihnen helfen, die Trennung zu Ende zu führen. Menschen ohne Hoffnung neigen dazu, die Verbindung zum früheren Partner abzubrechen, lange bevor sie sich von den – sogar schmerzlichen – Erinnerungen an ihn lösen. Die wirklich Unglücklichen klammern sich für den Rest des Lebens an den verblassenden Geist ihres früheren Partners.

Denken Sie an das Zusammenleben mit Ihrem früheren Partner. Kommt es Ihnen vor, als sei er immer noch anwesend, als rede er mit Ihnen und reagiere auf Ihre Gedanken, als beherrsche er Sie im Grunde noch immer? Lassen Sie nicht zu, dass das so weitergeht. Machen Sie Schluss damit. Warum wollen Sie Erinnerungen aufbewahren, die Sie nicht mehr loslassen? Niemand zwingt Sie dazu. Jetzt ist der Zeitpunkt gekommen, sich von ihnen zu lösen und voll Hoffnung nach vorn zu schauen. Zuversicht ist insofern zur Vorbereitung auf die Zukunft von Nutzen, als Sie sich damit leichter von allen geisterhaften, gespenstischen Überresten der Beziehung lösen können, die Ihr Leben auf irgendeine Weise beeinflussen.

Es ist an der Zeit zu akzeptieren, dass Sie sich mitten in einem tief greifenden Wandlungsprozess befinden. Hören Sie auf, sich zu bestrafen! Hören Sie auf, Ihre Zeit damit zu vergeuden, sich in Wut oder Depression zu suhlen. Nach innen gerichtete Wut ist zerstörerisch. Sie lähmt unsere persönliche Weiterentwicklung. Außerdem ist es sinnlos, Zorn und Enttäuschung über eine verlorene Liebe zu empfinden, da das Objekt Ihres Zorns Sie ja nicht mehr hört, sich nicht mehr für Sie interessiert.

Das Sichlösen aus einer Partnerschaft, die nicht mehr existiert, kann ein großer Segen sein. Es ist ungefähr so, wie einen Kinofilm bis zum Ende zu sehen: Vielleicht war er gut. Vielleicht war er furchtbar schlecht. Doch wenn er zu Ende ist und das Licht angeht, dann weiß man ganz genau, dass es Zeit ist, aufzustehen und hinauszugehen.

Oft zwingt uns ein Verlust auch, Fragen in unserem Leben anzugehen, deren Untersuchung wir so lange wie möglich aufgeschoben haben. Deshalb kann er Ihnen eine unausweichliche Chance bieten, sich grundlegend zu ändern, sozusagen nicht weiter im Kinosessel zu schlafen, sondern diese neue Chance zur persönlichen Weiterentwicklung zu ergreifen.

Es kann eine stille Freude sein, in einer intakten Beziehung mit dem Partner zusammen zu sein. Es kann aber auch zu echter innerer Ruhe führen, jene Zeiten zu genießen, die man allein mit sich verbringt. Die Herausforderung liegt darin, nicht von anderen abhängig zu werden, die dann jeden Augenblick in unserem Leben ausfüllen sollen. Man sollte das Alleinsein nicht fälschlich als Einsamkeit abstempeln. Opfern Sie nicht das, was Sie genießen können, beispielsweise sich selbst.

In unserer Kultur soll die wahre, mit echter Leidenschaft verbundene Liebe ewig währen. Auch deshalb reagieren wir so verwirrt, wenn eine feste Beziehung zu Ende geht. Doch wenn das geschieht, müssen Sie sich fragen, ob Sie eine aufrichtige, tiefe Verbundenheit gefühlt haben und ob Sie wirklich »mit ganzem Herzen« dabei gewesen sind. Zwar bedarf jede Partnerschaft einer pragmatischen, rationalen Seite, doch nur dann, wenn sie von einer tiefen, dauernden Leidenschaft erfüllt ist, werden Sie all das erfahren, was die Liebe wirklich hervorzubringen vermag.

Möglicherweise haben Sie und Ihr Expartner früher einmal solch starke Gefühle gekannt. Es ist eine der großen Enttäuschungen im Leben, wenn im letzten gemeinsamen Akt die Flamme erlischt und das Licht im Saal angeht.

Wenn Sie in Ruhe auf Ihre Beziehung zurückblicken, werden Sie erkennen, dass es Zeiten gab, in denen Sie an einen Scheideweg kamen beziehungsweise sich stärker banden oder zurückzogen. Und am Ende, wenn Sie sich zurückzogen oder Ihr Partner sich zurückzog, kann dies der Augenblick gewesen sein, in dem die Beziehung scheiterte. Und möglicherweise lag der Fehler, den Sie damals machten, darin, nicht den Hinweis aufzunehmen, dass es an der Zeit war, die Bindung zu lösen.

Doch vielleicht hatten Sie Angst. Oftmals geben wir uns mit weniger zufrieden, als wir erreichen können, weil wir fürchten, am Ende allein zu sein. Wenn Sie aber lediglich aus Angst vor dem Alleinsein schlechte Nachrichten ignoriert haben, wie konnten Sie dann erwarten, eine echte Verbindung einzugehen – mit sich selbst oder mit dem Partner?

In der wahren Liebe akzeptieren wir sowohl uns selbst als auch den geliebten Menschen. Hoffnung öffnet Türen, während Romantik Leidenschaft weckt. Wenn dies nicht gelang, handelte es sich vielleicht um eine andere, geringere Art von Liebe. Lassen Sie sich von der Wahrheit ergreifen, aber nicht von ihr verletzen. Sie versucht nur, Ihnen zu zeigen, wo Sie im Leben stehen. Zeigen Sie, dass Sie sich wirklich weiterentwickeln, indem Sie den Wahrheiten lauschen, von denen Sie tief im Inneren angesprochen werden. Lernen Sie, sich auf die guten Nachrichten zu freuen, die die Zukunft – und Ihre Voraussicht – bringen werden.

Sobald Sie wieder hoffnungsvoll in die Zukunft blicken, weil Sie bereit sind, frei zu sein, werden Sie im Leben weitergehen können. Möglicherweise entschließen Sie sich sogar, eine ganze Reihe neuer Filme zu schreiben. Wenn ja, sorgen Sie dafür, dass der nächste Ihr allerbester wird.

Und warten Sie nicht im Foyer, bis die Pause zu Ende geht.

Tipp 17: Der Sinn des Leids

Der vor kurzem erlittene Verlust hat Ihnen seelischen Schmerz bereitet, aber das Leid bietet auch die Chance zum persönlichen Wachstum. Finden Sie, dass sich dieser Satz genauso abgedroschen anhört wie die Redewendung »Auf Regen folgt Sonnenschein«?

Wenn ja, dann stellen Sie sich vor, Sie durchlitten etwas unglaublich Schreckliches wie den Holocaust. Malen Sie sich aus, Sie müssten hilflos mitansehen, wie alles, was Ihnen lieb ist, absichtlich zerstört wird. Stellen Sie sich vor, Sie würden in ein nationalsozialistisches Todeslager geworfen und müssten um Ihr Leben bangen, während jene, die Sie lieben, an andere Orte gebracht werden, wo man sie töten wird. Stellen Sie sich anschließend vor, wie Sie unter den widrigsten Umständen ums blanke Überleben kämpfen.

Aus solch unvorstellbarem Grauen entstand ein großartiges Buch: Viktor E. Frankls *Der Mensch auf der Suche nach Sinn*. Der Autor verbindet darin die Einsichten eines begabten und gebildeten Psychiaters mit den geistreichen Beobachtungen eines weisen Philosophen. Frankl, der Auschwitz überlebt hat, ist als Begründer der Logotherapie bekannt geworden, einer psychotherapeutischen Heilmethode, die die primäre Bedeutung des Sinns im menschlichen Leben betont.

Im Grunde lehrt Frankl, dass das Leben uns dazu herausfordert, den Sinn unserer einzigartigen Existenz zu entdecken. Zwar ändert sich der Sinn des Lebens im Laufe der Zeit, doch muss er stets gesucht werden. Wir haben die Verantwortung, die Frage nach dem Sinn des Lebens zu beantworten. Dieser resultiere aus drei Dingen, so Frankl: aus der Bewältigung einer Aufgabe, aus der Erfahrung eines Wertes wie zum Beispiel Wahrheit, Schönheit, Güte oder Liebe und … aus dem Leid. Glücklicherweise betrachtet Frankl – anders als Freud – das Sichverlieben nicht als Nebenwirkung des Sexualtriebs, sondern als etwas ebenso Primäres oder vielleicht noch Grundlegenderes.

Der Sinn des Leidens

Frankl erzählt die Geschichte eines Arztes, der ihn aufsuchte, um von seinem Leid nach dem Tod seiner Ehefrau geheilt zu werden. Anstatt dem Patienten sein Beileid auszusprechen, deutete Frankl die Situation völlig neu, indem er den Arzt fragte, was denn geschehen wäre, wenn er gestorben wäre und seine Frau überlebt hätte.

Der Arzt antwortete, dass es schrecklich gewesen wäre und dass seine Frau ebenso sehr gelitten hätte wie er. Worauf Frankl erwiderte, dass der Ehefrau ein solcher Schmerz erspart geblieben sei, wenn auch zu dem Preis, dass er, der Arzt, sie nun überlebt habe und um sie trauern müsse. Diese Antwort, nämlich dass das Leiden im selben Augenblick aufhöre, da es einen Sinn finde, habe den Mann zufrieden gestellt, schreibt Frankl.

Damit hatte Frankl dem Arzt geholfen, den Sinn seines Leidens zu entdecken – ein Opfer zu bringen. Sobald der Arzt seinem Leid einen Sinn verliehen hatte, änderte er seine Einstellung zum Schicksal.

Das Hauptziel im Leben, so betont Frankl, bestehe nicht darin, nach Lust zu streben oder Schmerz zu vermeiden, sondern den grundlegenden Sinn hinter unseren Erfahrungen aufzudecken. Obgleich das Leid nicht notwendig ist, um Sinn im Leben zu finden, kann man doch einen Sinn entdecken, ob man nun leidet oder nicht. Natürlich sollte *unnötiges* Leid vermieden werden, doch niemand sollte sich wegen des Leids schämen, wenn es sich als unvermeidlich erweist.

Den Sinn entdecken

Während Sie den Schmerz über den Verlust Ihres Partners empfinden, sollten Sie ihn nutzen, um sich auf eine Entdeckungsreise in die eigene Psyche zu begeben. Worin lag der wahre Sinn Ihrer Beziehung, ihres Endes und Ihrer Verantwortung für das Leid, das Sie nun erfahren? Wenn diese Sinngehalte nicht sofort klar werden, versuchen Sie, die Fragen auf andere Weise zu stellen: Wenn die Beziehung nicht zu Ende gegangen wäre, was würde das bedeuten? Welche Werte haben Sie in der Partnerschaft erfahren, die Sie im Augenblick besonders stark vermissen? Welche Werte haben Ihnen in der Beziehung gefehlt und zu ihrem Ende geführt?

Welche positiven Werte können Sie nun aufführen, die sich aus dem Ende Ihrer Beziehung ergeben? Müssen

Sie zum Beispiel aufgrund Ihrer neuen Lebenssituation selbstständiger, ein besserer Koch oder einfach ein Mensch mit mehr Selbstverantwortung und Autonomie werden?

Wenn Sie irgendwelche dieser Fortschritte machen, dann dürften Sie – wie wir hoffen – auch erkennen, dass Ihr Leben sich bessern wird, und zwar nicht *trotz*, sondern *wegen* Ihres Leids.

Tag 18

Freude

Verabredung mit dem Glück

Wann haben Sie zum letzten Mal in den Spiegel geblickt und »Ich bekomme immer mehr Falten« gesagt, »Meine Frisur sieht scheußlich aus« oder »Mein Äußeres gefällt mir einfach nicht«? Wann haben Sie zum letzten Mal in den Spiegel geschaut und nur Ihre Fehler gesehen?

Die meisten Menschen würden darauf wohl »Heute Morgen« antworten oder »In den letzten paar Stunden«. Wann haben Sie zum letzten Mal in den Spiegel gesehen und sich selbst ein Kompliment gemacht? Es ist zu lange her, als dass Sie sich daran erinnern können? Noch nie? Betrachten Sie es einmal so: Wenn Ihr Spiegelbild eine Seele hätte und scherte sich um Beleidigungen, so wären Ihr Geist, Ihr Herz und Ihr Gesicht irreparabel zerbrochen.

Wir alle sind empfänglich für die Hunderte von Medienbotschaften, die wir tagtäglich empfangen. Doch eine der eindrucksvollsten Meldungen entsendet morgens Ihr Spiegel. Wenn Sie es zulassen, dann wird er Ihnen Ihre schlimmste Seite zurückspiegeln. Wenn Sie ihm schreckliche Dinge sagen, werden Sie diese Botschaften den ganzen Tag mit sich herumtragen. Könnte es sein, dass die übelsten Beschimpfungen, die Sie tagtäglich empfangen, letztlich direkt aus Ihnen selbst kommen?

Wenn Sie also in jeden Tag starten, indem Sie sich ein Kompliment spenden oder zu Ihrem Spiegelbild etwas Aufmunterndes und Inspirierendes sagen, könnten Sie in sich und in der Welt ringsum möglicherweise mehr finden, das Ihnen wirklich etwas bedeutet.

Eine zwar herausfordernde, aber gefestigte Beziehung ist dabei natürlich einer Partnerschaft vorzuziehen, in der beide Seiten voneinander abhängig sind und sich vor der Realität verschließen oder sich in Selbstzufriedenheit eingerichtet haben. Deswegen müssen Sie sich, nach Ihrem unleugbaren Fehlschlag, fragen, welches Spiegelbild Sie in Ihr Leben holen wollen. Wenn Sie dem Spiegel Böses sagen und dann hoffen, dass die Worte eines anderen diese negativen Botschaften wettmachen, werden Ihre Beziehungen immer prekär bleiben, und es wird wenig Hoffnung bestehen, dass Sie in ihnen ein wirklich gesundes Gleichgewicht von Geben und Nehmen herstellen.

Eine intakte Partnerschaft erfordert, dass beide Seiten positive Beiträge zu ihrer Lebenskraft leisten. Je interessanter Sie das eigene Leben gestalten, desto weniger müssen Sie sich darauf verlassen, dass andere dies für Sie erledigen. Und wenn Sie lernen, selbst Freude an sich zu haben, wird auch Ihre Anziehungskraft auf andere größer werden. Seien Sie ehrlich: Wollen Sie eine spannende Beziehung oder nur eine Schulter, an der Sie sich ausweinen können?

In zu vielen albernen Liebesliedern herrscht das Klischee, das Alleinsein komme dem Totsein recht nahe. Doch jeder muss manchmal für sich allein sein. Für Sie gilt das schon allein deshalb, weil Sie wieder einmal tief und gründlich über den Sinn Ihres Lebens nachdenken müssen. Denken Sie zum Beispiel an das Wichtigste, was Sie von Ihrem Expartner erwartet haben. War es Bestätigung? Brauchen Sie immer noch die Zustimmung eines anderen, oder können Sie sich selbst so viel Zustimmung geben, dass Ihre Bedürfnisse befriedigt werden?

Handlungen, die auf Eifersucht oder ungezügelter Wut beruhen, sind selbstzerstörerisch. Es mag zwar so scheinen, dass sie es Ihnen leichter machen würden, die Zeit nach einer verlorenen Liebe durchzustehen, als dies unter Ihren gegenwärtigen Lebensumständen möglich wäre. Aber das Leben ist zu kurz, um es darauf anzulegen, den Spaß zu verringern, den eine andere Person vielleicht hat. Sie hatten Ihren Anteil an dem, was Ihr früherer Partner in puncto Vergnügen zu bieten hatte: Jetzt ist es an der Zeit, sich selbst Anlässe zur Freude zu schaffen.

Viele Paare, die sich etwas vormachen, müssen einander fälschlich, aber unaufhörlich ihrer gegenseitigen Liebe versichern. Wenn Sie bereit sind, solch ein unaufrichtiges Verhalten zurückzuweisen, erkennen Sie wahrscheinlich, dass Sie, um wahre Liebe zu bekommen, diese in all Ihren Handlungen freigebig schenken müssen. Wenn Sie einen anderen Menschen bitten müssen, dass er Ihnen Ihre Liebe zurückgibt, wird man Sie bald als Last empfinden und zurückweisen.

Die beste Art, eine Beziehung einzugehen, besteht darin, von Anfang an wahrhaftig zu sein. Verlieben Sie sich nicht in Illusionen oder in die eigenen Erwartungen. Es hat überhaupt keinen Sinn, eine Partnerschaft zu beginnen, wenn man gleichzeitig die Wahrscheinlichkeit erhöht, sich selbst zum Narren zu machen. Jede Liebe ist dann am schönsten, wenn sie aufrichtig und wahr ist.

Tipp 18: Bei klarem Verstand sein

Denken Sie über den Klang der Stille nach. Fürchten Sie sich ein wenig davor? Die Stille jagt all jenen Angst ein, die das Nichtvorhandensein von Geräuschen als den Klang des Alleinseins wahrnehmen. Dann klingt die Stille wie Einsamkeit.

Dennoch müssen wir akzeptieren, dass sich die Evolution des Menschen während Millionen von Jahren in nahezu völliger Stille vollzog. Lauschen Sie dem Klang eines sanften Windes auf einer offenen Ebene. Das ist das Menü, das menschliche Ohren am häufigsten wahrnahmen, gelegentlich gewürzt durch einen Donnerschlag oder das Brüllen eines wilden Tieres.

Fangen Sie also sofort an: Seien Sie offen und ehrlich zu sich selbst. Schauen Sie in sich hinein, finden Sie Freude in sich selbst. Sobald Sie auf dem richtigen Weg sind, können Sie andere leicht dazu bewegen, ihn gemeinsam mit Ihnen zu gehen, und zwar immer dann, wenn Ihnen danach zumute ist.

Genießen Sie Ihr Leben! Beginnen Sie heute damit. Verschieben Sie die Suche nach Freude nicht auf ein Morgen, das vielleicht nie kommen wird. Nach Ihrem Tod werden Sie, selbst wenn sich andere an Sie als edlen, aufopferungsvollen Menschen erinnern, Ihr Märtyrertum nicht mehr genießen können.

Suchen Sie, was Ihnen Freude macht … jetzt.

Es gibt Stammesvölker, die noch heute unter den Bedingungen einer solchen Stille leben. Die meisten Ältesten haben sich die Fähigkeit bewahrt, ein Flüstern über die Entfernung eines Fußballfeldes hinweg zu hören, während die meisten Angehörigen der Industrienationen im selben Alter unter schwacher oder starker Schwerhörigkeit leiden.

Was ist die Ursache für diesen Unterschied? Missbrauch unseres Gehörs. Deshalb assoziieren wir Stille mit Einsamkeit: Wir wachsen mit Lärm auf und akzeptieren ihn sogar, wenn die Lautstärke derart schädigend ist, dass wir einen wichtigen Sinn einbüßen – unser Hörvermögen.

Stresssignale, die durch Lärm ausgelöst werden, können sich, wenn wir vertrauten Geräuschquellen – das können Staubsauger, Flugzeuge, Rasenmäher und Laubpuster sein, um nur einige zu nennen – ausgesetzt sind, in steigendem Blutdruck äußern. Selbst wenn man bei heruntergekurbeltem Fenster auf einer Autobahn fährt, überschreitet man unter Umständen selbst bei abgeschaltetem Radio den Geräuschpegel, bei dem der menschliche Organismus Stresssymptome zeigt.

Ein Plan zur Klang-Diät

Was bedeutet das? Möglicherweise stecken Sie in einer kleinen Klemme. Vielleicht müssen Sie sich auf eine »Geräuschpegel-Diät« setzen, um das Gefühl zu verringern, dass Sie mit all dem, was Ihnen mehr Stress verursacht, als Sie mühelos bewältigen können, nicht mehr fertig werden. Wenn Sie durch Ihren Beruf, kleine Kinder im Haushalt oder einfach nur durch langjährige Gewohnheit Geräuschbelästigungen ausgesetzt sind, ist es an der Zeit, sich der Tatsache zu stellen, dass Sie womöglich ein Problem haben. Wenn Sie zustimmen, dass dies der Fall sein könnte, können Sie es mit unserer Hilfe lösen. Und dies sollten Sie tun:

1. Lernen Sie, die Stille zu genießen. Wenn Sie zum Beispiel beim Nachhausekommen aus Gewohnheit sofort den Fernseher oder das Radio anschalten, nur um vertraute Klänge um sich zu haben, versuchen Sie die Geräte ausgeschaltet zu lassen. Das ist insbesondere dann wichtig, wenn Sie ein wenig süchtig nach Fernsehnachrichten sind. Warum wollen Sie sich dem Stress aussetzen, wenn Sie keinen Spaß daran haben?
2. Lauschen Sie den »leisen« Klängen, beispielsweise einem Windhauch, der durch die Bäume streicht. Gibt es in Ihrer Nähe Singvögel? Können Sie Kinder hören, die in der Ferne spielen? Den Klang von Eisenbahnzügen in der Ferne? Sogar das Rauschen der Autobahn, dem Sie sich nicht entziehen können, kann Ihnen Freude bereiten: Horchen Sie – und fragen Sie sich, wohin all die Leute fahren.
3. Suchen Sie nach Möglichkeiten, den Geräuschpegel im Alltag zu senken. Werfen Sie zum Beispiel Ihren Walkman weg. Diese Geräte sollten verboten werden – sie können das Hörvermögen schädigen, wenn man sie gewohnheitsmäßig zu laut aufdreht. Fahren Sie Auto bei geschlossenem Seitenfenster und abgeschaltetem Radio. Wenn Sie öffentliche Verkehrsmittel benutzen, probieren Sie Ohrstöpsel aus. Sie werden feststellen, dass Sie nach einer gewissen Zeit besser zu hören scheinen. Nur ein kleiner Bonus …

4. Schützen Sie Ihr Haus vor Lärm. Verschließen Sie Tür- und Fensterspalten, richten Sie sich mit schweren Teppichen und Vorhängen ein, machen Sie das Schlafzimmer schalldicht und ähnliche Dinge.
5. Vermeiden Sie es zu schreien – ob nun in einem Streit, einem Heulkrampf oder einfach bei einer Sportveranstaltung. In Ihrem Kopf kann dadurch eine Lautstärke herrschen, die höher ist als jene, die die Turbinen eines Düsenjets beim Start produzieren. Das Schreien belastet Ohren und Hals wie auch das Herz und andere innere Organe.

In Zeiten, in denen Sie wirklich Lust auf Klänge haben, sollten Sie Musik hören, aber über kleine Lautsprecher. Achten Sie zudem genau darauf, was für Musik Sie aussuchen. Wählen Sie erhebende oder fröhliche Kompositionen aus, die Ihre Stimmung aufhellen, ohne das Gehör zu strapazieren. Auf diese Weise müssen Sie die Lautstärke nicht so weit aufdrehen, um sich mit Hilfe der Musik entspannen und wieder in eine positive Gemütsverfassung gelangen zu können.

Tag 19

Realitäten

Den Expartner aus den Gedanken vertreiben

Es kann Sie weiterbringen, wenn Sie sich eingestehen, dass der frühere Partner nicht der richtige war. Und zwar nicht im Entferntesten. Vielleicht haben Ihre Eltern oder Freunde gemeint, er sei genau der richtige. Möglicherweise waren Sie in Ihren Träumen ebenfalls dieser Ansicht, und selbst Ihre Handleserin war derselben Auffassung. Und, natürlich, wer will denn schon allein sein …?

Doch was wissen Außenstehende über die intimen Beziehungen anderer? Manche Traditionalisten beharren geradezu streitlustig auf ihrer Auffassung, dass Hoffnung und eine gewisse Duldsamkeit jede Partnerschaft erträglich machen könnten und dass die Liebe Wunder bewirke. Nun ja, das stimmt schon. Die Liebe kann sogar unsere innere Chemie ändern und Appetit auf Kandidaten machen, die uns zunächst vielleicht gar nicht schmecken.

Chemische Reaktionen entstehen aus der *Verbindung* zweier Stoffe, nicht nur dadurch, dass man sie nebeneinander platziert. Zwar können sie tatsächlich Wunder in Ihrem Leben bewirken, Ihre Liebe allein kann jedoch eine tote Beziehung nicht wieder zum Leben erwecken.

Wenn Sie allzu lange bei dieser Aufgabe verweilen, tun Sie am Ende nur sich selbst weh.

Viele Angehörige der Nachkriegsgeneration dürften eine solche Auffassung ablehnen und auf ihre dauerhaften Partnerschaften verweisen, um zu beweisen, dass Beständigkeit alle Schwierigkeiten überwindet. Oft hört man sie auch darüber reden, wie schwer der *eine Partner* für den Erfolg der Ehe gearbeitet habe. Seine einzigartige Hingabe sei unerschütterlich gewesen.

Aber haben sich die Zeiten denn nicht geändert? Die ganz besondere Bindung an eine unglückliche, aber lange bestehende Ehe mag in früheren Zeiten bewundernswürdig erschienen sein. Doch alles entwickelt sich – auch das Gleichgewicht und die Gegenseitigkeit in der Liebe. Wenn am Ende jedoch nur der eine Partner die ganze Gefühlsarbeit leisten muss, die nötig ist, um die Ehe oder Beziehung aufrechtzuerhalten, dann wird die Party früher oder später vorbei sein. Kein Paar kann jemals eine solch ungleiche Liebe auf eine Weise zum Erfolg führen, die beiden Partnern erlaubt, ihre Selbstachtung zu bewahren. Heute weiß jeder, dass er von der Liebe Besseres verlangen kann.

Sehen wir einmal durch das andere Ende des Teleskops. Waren Sie der ideale Partner Ihres Verflossenen? Wenn Sie einen solchen Menschen schildern müssten, was würde ihn auszeichnen? Passt die Charakterisierung auf Sie? Wenn nicht, was lernen Sie daraus? Wenn es Sie nichts lehrt, so liegt dies vielleicht daran (auch wenn Sie zum jetzigen Zeitpunkt auf Ihren Expartner nicht mehr wütend sind), dass Ihnen gelegentlich noch immer ein wenig von diesem vertrauten Behagen fehlt, das sich in jeder Beziehung entwickelt.

Tipp 19: Entspannungstechniken

Ihr schlimmster Feind ist der Stress. Wie können Sie sich beruhigen, wenn es in Ihrem Leben drunter und drüber geht? Vergessen Sie Drogen! Wir möchten Ihnen dringend raten, es stattdessen einmal mit Meditieren zu versuchen.

Bei der Meditation handelt es sich nicht nur um einen Weg, mystische Erfahrungen zu machen, sondern auch um ein akzeptiertes Mittel der zeitgenössischen Medizin. Seit vielen Jahrzehnten verschreiben viele Ärzte Meditationstechniken wie zum Beispiel das autogene Training, um Krankheitssymptome, zum Beispiel Schlaflosigkeit, hohen Blutdruck, Angstzustände und Panikattacken sowie andere mit Stress verbundene Leiden zu lindern.

Das ist der Dämon der selbstzerstörerischen Wünsche. Er spricht mit der Stimme der Vergangenheit zu Ihnen. Doch es gibt eine Möglichkeit, diesen Teufel auszutreiben – man muss ihn dazu zwingen, die Wahrheit zu sagen. Wahr ist, dass Ihre Beziehung vorbei ist und dass der wirklich Richtige vielleicht tatsächlich in der Zukunft auf Sie wartet. Wahr ist aber auch, dass Sie jetzt Besseres zu tun haben, als sich mit der Vorstellung zu quälen, nicht den einzig Richtigen, sondern den völlig Falschen verloren zu haben.

Auch zahlreiche Religionen, darunter das Christentum und das Judentum, haben Meditationsmethoden entwickelt. Der Grundgedanke hinter diesen Praktiken lautet, dass die Stimme Gottes von allen vernommen werden kann, die in ihrem »geistigen Radio« den richtigen »Sender« einstellen und ihm lauschen.

Das fällt den meisten von uns schwer, da unser Geist es gewohnt ist, geschäftig zu sein. Buddhisten formulieren dies so: Das menschliche Bewusstsein gleicht einem Affen, ständig schnattert es. Die meisten Meditationsmethoden schreiben vor, dieses »Geplapper« so lange zu ignorieren, bis der Affe sich langweilt und den Mund hält. Und genau dann können Sie damit beginnen, Ihr geistiges Radio auf interessantere Sendungen einzustellen.

Methoden der Meditation: die Grundlagen

Es erfordert viele Jahre der Übung, bis jemand, der meditiert, einen höheren Bewusstseinszustand erreicht. Für unsere Ziele spielt das jedoch keine Rolle. Wir möchten, dass Sie das Vorgebirge dieses Geländes erkunden, nicht seinen Gipfel. Hier also einige Hinweise, wie Sie zum Zweck der Stressverringerung das Meditieren auf eine Weise üben können, damit es Ihnen binnen dreißig Tagen einen erkennbaren Nutzen stiftet.

Reservieren Sie zweimal täglich zwanzig Minuten für Meditationssitzungen: Begeben Sie sich an einen Ort, an dem Sie allein und ungestört sind. Setzen Sie sich aufrecht hin, in einen bequemen Stuhl, in dem Sie sich entspannen können. Schließen Sie die Augen und – jetzt kommt der schwierige Teil – lassen Sie Ihren Geist leer werden.

Zunächst werden Sie wieder über verschiedene Dinge nachdenken wollen. Regen Sie sich nicht auf, wenn das geschieht, lassen Sie einfach einen Teil Ihres Selbst diese Gedanken beobachten, und warten Sie, bis sie langsam verschwinden. Um dies zu erleichtern, sollten Sie im Geiste immer wieder ein einzelnes Wort oder eine einzelne Wendung (das Mantra) aufsagen oder an ein einzelnes Bild (das Mandala) denken. Stellen Sie sich vor, über Ihnen läge ein Meer aus Luft und Ihre umherziehenden Gedanken glichen Luftblasen, die von Ihnen fort gen Himmel emporstiegen.

Um weitere Informationen und Ideen über Meditationspraktiken zu erhalten, empfehlen wir die Neuausgabe von Lawrence LeShans Klassiker *How to Meditate: A Guide to Self-Discovery*. (Bei Amazon.com gibt es das Buch für 8 Dollar 76 Cent; es ist seit 27 Jahren auf dem Markt und wird bei Amazon.com immer noch unter den 5 000 bestverkäuflichen Büchern geführt.)

Eine nicht meditative Methode

Wenn das Meditieren für Sie zu frustrierend ist, kann eine andere Technik, die man oft anwendet, um den Schlaf oder die Selbsthypnose einzuleiten, eine gute Alternative darstellen. Sie heißt »Progressive Muskelentspannung« und ist eine sehr gute Möglichkeit, um innerlich zur Ruhe zu kommen.

Suchen Sie, zumindest einmal pro Tag beziehungsweise immer dann, wenn Sie sich gestresst fühlen, einen Ort auf, an dem Sie ungestört sind, und legen Sie sich ungefähr zehn Minuten hin. Konzentrieren Sie sich auf den linken Fuß, während Sie bis 15 zählen. Achten Sie darauf, jeden Muskel im linken Fuß völlig zu entspannen. Spüren Sie, wie die Spannung aus dem Fuß entweicht. Konzentrieren Sie sich als Nächstes auf die linke Wade und entspannen Sie fünfzehn Sekunden lang alle Muskeln darin. Dann den linken Oberschenkel. Dann den rechten Fuß, die rechte Wade, den rechten Oberschenkel – alle fünfzehn Sekunden lang.

Fahren Sie mit den Entspannungsübungen fort, bis Sie zu den Armen und Händen und schließlich zum Hals und zum Gesicht gelangen. Achten Sie dabei auf die Muskeln in jedem Körperteil und entspannen Sie, so gut Sie können, einige Sekunden lang willentlich alle Muskeln.

Meditationstechnik

Haben Sie Zugang zu einem Computer mit einem CD-Laufwerk, einer Soundkarte, einem Modem und einer Internetverbindung sowie einem Kassettenrecorder und einem Kopfhörer? Wenn ja, gut! Dann können Sie jetzt in Eigenregie für das Gehirn beruhigende Tonbandaufnahmen zur Selbsthypnose und/oder Meditation produzieren. Laden Sie einfach ein Audio-Editing-Programm namens Cool Edit 2000 (CE 2000) aus dem Internet herunter. Zurzeit kostet es 69 Dollar.

Nehmen Sie Ihre Stimme mit dem Computer auf, während Sie eine beruhigende, zuversichtlich stimmende Botschaft wiederholen. Laden Sie anschließend das Programm CE 2000 der Firma Syntrillium Software von der Internetadresse http://www.syntrillium.com herunter. CE 2000 ist ein einfaches und preiswertes kleines Musik-

Editing-Programm. Installieren Sie es, und legen Sie Ihre Stimme über eine Aufnahme einer Ihrer Lieblings-CDs mit beruhigender Musik. Nun kommt der magische »Touch«: Verarbeiten Sie die Aufnahme mit Hilfe des Programms CE 2000, indem Sie dessen spezielles Aufzeichnungsverfahren zur Synchronisation der Gehirnwellen verwenden. Was kommt dabei heraus?

Am Ende halten Sie eine Aufnahme in Händen, die Sie auf Band überspielen sollten, damit Sie diese über Kopfhörer anhören können, wann immer Sie wollen. Auf diese Weise besitzen Sie eine Aufnahme, die Ihre Gehirnwellen dazu anregt, sich auf einer von Ihnen selbst gewählten Frequenz zu bewegen. Stellen Sie Deltawellen ein, um zu schlafen, Thetawellen, um in mystische Meditationszustände zu gelangen, oder was immer Sie wollen.

Computer: Man muss sie einfach lieben. Das heißt, wenn sie nicht verrückt spielen …

Tag 20

Böse Worte

Vom Expartner bewertet

In einer nicht intakten Beziehung kann sich die Vielzahl kleiner Zurückweisungen mit der Zeit zu einem tiefen Gefühl des Verletztseins ansammeln. Die Affronts sind nicht unbedingt erkennbar in dem, was die eine oder andere Seite sagt oder tut oder nicht sagt oder tut. Sie liegen vielmehr in den Nuancen – es sind überraschende, überfallartige Angriffe aus dem Hinterhalt, mit denen man überhaupt nicht gerechnet hat.

Diese Spitzen sind stets subtil. Oft sind sie auch sehr schlau. Und weil sie im Allgemeinen tief unter Ihrem Abwehrschirm heranfliegen, wissen Sie nicht, warum, sondern nur, dass sie wehtun. Dem unbeteiligten Betrachter erscheint der Angreifer unschuldig, und Sie selbst kommen sich töricht vor.

Wenn man gekränkt ist oder sich auf irgendeine Art ungerecht behandelt fühlt, ist es ganz natürlich, anderen davon zu erzählen und zu versuchen, Unterstützung zu erhalten und die Ursache für den Schmerz herauszufinden. Doch in einer gestörten Liebesbeziehung, in dem, was Sie früher einmal Liebe nannten, ist alles möglich. Wird der Schmerz chronisch, so kann man es sich leicht angewöhnen, den anderen für die eigenen Fehler verantwortlich zu machen. Die Bande, die Sie einst aneinander fesselten, können sich auch noch mehr verheddern, da Sie das Lob des Partners unbedingt brauchten und auf diese Weise von dem, was er zu sagen hatte, abhängig wurden. Und weil die einst liebevollen Worte kunstvoll verdreht wurden, erodierte allmählich der Boden an der Wurzel Ihrer Beziehung.

Zusammengefasst: Die Person, die Sie eigentlich aufmuntern sollte, hat Sie hängen lassen oder – schlimmer noch – fallen lassen und herabgesetzt. Das hat genügt, um Sie davon zu überzeugen, dass Sie ein ziemlich schlechter Partner seien. Jetzt ziehen Sie mühselig über das Antlitz der Erde und spüren dabei, dass Ihnen auf Schritt und Tritt eine Wolke der Verachtung folgt. Und immer wenn Sie neue Leute kennen lernen, sich um eine neue Stelle bewerben oder sich mit alten Freunden treffen, haben Sie das Gefühl, im Grunde gar nicht richtig anwesend zu sein. Und Sie sind es tatsächlich nicht; Sie fühlen sich klein gemacht. Und warum? Weil der frühere Partner Ihnen mehr oder weniger deutlich zu verstehen gegeben hat, Sie seien klein und unbedeutend.

Am heutigen Tag müssen Sie erklären, dass Sie von Ihrem früheren Partner nicht mehr bewertet werden wollen. Sie brauchen nicht die Zustimmung von jemandem, der nicht einmal mehr in Ihrem Leben vorkommt. Weshalb lassen Sie sich von einem Geist beurteilen? Wieso lassen Sie sich von *irgendjemandem* beurteilen? Die einzige Zustimmung, die Sie wirklich benötigen, ist die eigene. Lösen Sie deshalb das Etikett, das Ihnen andere aufgedrückt haben, und lernen Sie Ihr darunter verborgenes Ich erneut kennen.

Tipp 20: Lob dem Paradox

»Das eine sagen, und das andere tun.« Das sagen sehr viele Leute über das Verhalten anderer Menschen. Manchmal erkennen wir sogar, dass auch wir nach diesem Motto handeln. Menschen sind von Natur aus Wesen, die sich selbst widersprechen.

Viktor Frankl, der Begründer der Logotherapie, der Psychologie des Sinns (siehe Tipp 17), führt diese Einsicht zwei Schritte weiter. So wie der Wunsch der Vater des Gedankens ist, schreibt Frankl an einer Stelle, ist die Angst die Mutter des Ereignisses. Anders ausgedrückt: Es ist ein Paradox menschlichen Verhaltens, dass wir das, was wir am meisten *fürchten*, wider besseren Wissens häufig dennoch *tun*. Man betrete einen Raum mit vielen Menschen, voller Angst, zu erröten oder zu stottern, und man wird mit an Sicherheit grenzender Wahrscheinlichkeit knallrot werden und kaum ein Wort herausbekommen.

Sie können sich helfen, indem Sie kurz eine Sache beschreiben, die der Expartner Ihnen oft angetan hat und derentwegen Sie eine schlechte Meinung von sich haben. Machen Sie solche Erfahrungen noch immer mit anderen Leuten, Freunden oder Arbeitskollegen? Wenn ja, notieren Sie drei dieser negativen Dinge, die Sie tun, wenn diese Erlebnisse dazu führen, dass es Ihnen schlecht geht.

Verstehen Sie, *warum* Sie sich minderwertig fühlen? Schreiben Sie auch das nieder. Was hindert Sie Ihres Erachtens wirklich daran, sich in Ihrer Haut wohl zu fühlen? Sind Sie bereit, alles Nötige zu tun, um sich von diesen negativen Gefühlen zu befreien? Möglicherweise müssen Sie nur eins tun: Ihren Blickwinkel ändern.

Zum Beispiel versuchen, sich das zu wünschen, wovor Sie am meisten Angst haben.

Klassen der Angst

Frankl lehrt, dass eine Angst (zum Beispiel die Furcht vor dem Tod) realistisch sein kann und sich daher seiner Logotherapie entzieht. Oder sie ist vielleicht neurotisch, in diesem Fall wenden wir eine Art emotionalen »Judogriff« an, die so genannte paradoxe Intention. Hierbei entwickelt man eine übermäßig starke Absicht, auf eine bestimmte Weise zu handeln, wobei man fast sicher sein kann, dass es einem misslingt.

Ein Beispiel: Ein Mann nimmt sich vor, potent zu sein. Ebendieser Entschluss geht ihm ständig im Kopf herum, sodass er es versäumt, der eigenen Lust und der seiner Partnerin Aufmerksamkeit zu schenken. Und das wiederum verhindert vollends, dass sein Wunsch in Erfüllung geht.

Übungen

Haben Sie eine unvernünftige Angst davor, Sie würden Ihre frühere Beziehung niemals überwinden? Dann äußern Sie einmal einen der folgenden Wünsche, um herauszufinden, ob Sie ihn wahr werden lassen können:

1. Machen Sie sich Sorgen, weil Sie ständig an Ihren Expartner denken? Und wünschen dann, ein ganzer Tag möge verstreichen, an dem Sie nicht ausschließlich an ihn denken? Drängen Sie sich dazu, an die guten oder an die schlechten Zeiten zu denken oder an die Dinge, die Ihnen im Zusammenhang mit ihm am meisten fehlen – was immer die typischen Gedanken sein mögen, die Ihnen in der Vergangenheit ständig durch den Kopf gegangen sind. Nach wie vielen Minuten stellen Sie fest, dass Sie sich allmählich interessanteren Themen zuwenden?
2. Machen Sie sich Gedanken, weil Sie so viel über Ihren Verlust und Ihre Einsamkeit weinen? Dann beschließen Sie, eine Stunde lang zu weinen oder einen ganzen Tag, womit auch immer Sie Ihren »persönlichen Rekord« im Weinen aufstellen. Beobachten Sie, wie lange es dauert, bis Sie sich ausgeweint haben (siehe Tipp 2).
3. Fällt Ihnen auf, dass Sie über Ihren Expartner beziehungsweise Ihren Verlust übermäßig viel reden? Verlieren Ihre Freunde allmählich die Lust daran, auf Ihren Kummer oder Ihre Klagen einzugehen? Dann besorgen Sie sich bitte einen Kassettenrecorder und viele Leerkassetten, und zeichnen Sie die Geschichte Ihrer früheren Beziehung auf, wobei Sie Ihren Groll und Ihren Schmerz in allen Einzelheiten schildern. Beobachten Sie, wie viele Stunden oder Minuten es dauert, ehe Sie bemerken, dass Sie einfach nicht mehr die Kraft für ein solch fruchtloses Unterfangen aufbringen.

Was immer Ihr Problem ist – nehmen Sie sich vor, diese Übungen so lange durchzuführen, bis Sie einige weitere Erkenntnisse hinsichtlich der Frage gewonnen haben, weshalb sie für Sie einen Sinn ergeben. Was Sie letzten Endes versöhnlich stimmen und zum gesunden Menschenverstand zurückführen wird, ist Ihr Humor. Alle diese Übungen werden Sie letztlich erkennen lassen, wie lächerlich Ihre irrationalen Ängste sind.

Tag 21

Hingabe

Ein gepanzertes Herz aufschließen

Viele seelisch verletzte Menschen haben Angst, jemals wieder zu lieben. Sie wollen einfach nur von ihrer letzten Beziehung genesen und sich vom Spielfeld der Liebe schleichen. Andere wiederum glauben, sie hätten die Trennung überwunden und hinsichtlich Ihres Partners oder Ihrer Lebensweise lediglich eine schlechte Wahl getroffen. Doch selbst für diese Menschen kann die Trennung schmerzlich gewesen sein, so demütigend, dass sie schlicht aufgeben und beschließen, ohne Partner glücklich zu werden.

So mancher wird aufrichtig erleichtert sein, wieder allein zu leben. Sie sind das aber wahrscheinlich nicht. Andernfalls hätten Sie wohl kaum dieses Buch gekauft. Vermutlich glauben Sie, dass das Leben dann am meisten Sinn ergibt, wenn Sie Ihre Liebe einem anderen Menschen zuteil werden lassen.

Doch was geschähe, wenn Sie sich wieder verliebten – und dann zurückgewiesen würden? Im Augenblick dürfte Ihnen diese Aussicht ziemlich erschreckend vorkommen. Doch wer hat schon gern Angst, nicht wahr?

Oft benutzen Menschen ihre Ängste, um sich zu schützen. Die Furcht hält sie davon ab, Risiken einzugehen.

Merkwürdigerweise kann deshalb ein wenig Ängstlichkeit dazu beitragen, dass man sich vergleichsweise sicher fühlt. Aber unsere Befürchtungen können uns natürlich auch davon abhalten, dass wir auf unserem Weg wirklich vorankommen.

Selbst wenn man die Angst als eine Art Schutzfaktor auffasst, kann sie zahlreiche unangenehme Nebeneffekte haben, darunter Langeweile, Einsamkeit und Unglücklichsein, um nur einige zu nennen. Allein zu sein ist nichts Schlechtes, doch Alleinsein und Einsamkeit sind zweierlei.

Wir können allein und dennoch zufrieden sein, sofern wir sowohl uns selbst als auch anderen ein gehöriges Maß an Liebe entgegenbringen. Zweifelt man jedoch am Alleinleben ebenso wie an der Liebe, kann es sehr wehtun, ohne Partner zu sein.

Für viele liegt der beste, ja sogar einzige Ausweg darin, sich auf die Suche nach einem neuen Partner zu begeben. Wenn Sie glauben, Sie sind nicht zum Alleinsein geschaffen, dann werden Sie eine Menge Gesellschaft haben. »Aber halt!«, sagen Sie. »Was ist, wenn ich eine falsche Wahl treffe und wieder einmal leide?« Schon allein diese Befürchtung zeigt, warum Sie den Umgang mit anderen *nicht* aus Gründen der Angst suchen dürfen. Denn sie wird verhindern, dass Sie seelische Ganzheit und Zufriedenheit erlangen.

Manche Paartherapeuten werden Ihnen erklären, bei der Überwindung der Angst handele es sich um einen Prozess, der viel Zeit in Anspruch nimmt. Wie viel Zeit? Nicht dreißig Tage, werden sie antworten. Und wie lange wird er wirklich dauern, könnten Sie fragen. Dreißig Wochen? Oder dreißig Jahre?

Diese Furcht lässt sich von einem Augenblick auf den anderen überwinden. Haben Sie einen Augenblick Zeit? Mehr brauchen Sie nämlich nicht, um zu beschließen, die richtige Änderung Ihrer Einstellung vorzunehmen. Holen Sie tief Luft, blicken Sie nach innen und finden Sie die Quelle der Hoffnung und der grenzenlosen Liebe. Übrigens meinen wir damit nicht, dass Sie sich wieder verlieben sollen. Das wird sicherlich erst in einigen Monaten möglich sein, und bis dahin sollten Sie Ihre leeren Gefühlsbatterien aufladen.

Heute ist der Tag, an dem Sie Ihre Neigung zur Feigheit zurückweisen. Schütteln Sie Ihre Angst ab und beginnen Sie, diese durch angemessene Zuversicht zu ersetzen.

Nun ja, wenn etwas leichter gesagt als getan ist, dann ist es wohl das Äußern solch wohlfeiler Aufmunterungen wie etwa »Tausche deine Angst gegen die Hoffnung ein«. Doch beobachten Sie einmal, nur diesen einen Tag, auf wie viele Weisen Ihr Handeln von irrationaler Furchtsamkeit statt viel versprechender Zuversicht beherrscht wird. Inwiefern haben Ihre Befürchtungen dazu geführt, dass Sie törichte Entscheidungen trafen, die Ihr Potenzial einschränkten? Oder haben sie verhindert, dass Sie überhaupt Entschlüsse fassten? Gehen die besseren Alternativen, die das Leben zu bieten hat, an Ihnen vorbei, weil Ihre Ängstlichkeit zu hartnäckig, zu sehr zu einer geistigen Gewohnheit geworden ist?

Diese Ängste brauchen Sie wirklich nicht mehr. Denn jetzt können Sie sie Ihrem »unnormalen« Menschenverstand übergeben. Fertigen Sie bis heute Abend eine Liste mit den Dingen an, die Sie tun können, um wieder mehr Hoffnung in die Zukunft zu haben.

Tipp 21: Gute Nachrichten für Ihre Nase

Es gibt einen Sinn, der auf direktem Wege zu Ihren Gefühlen führt – Ihr Geruchssinn. Er wird vom so genannten Zwischenhirn gesteuert, einem sehr primitiven, alten, aber existenziellen Teil des Gehirns.

Und was bedeutet dies? Nichts kann besser emotional aufgeladene Erinnerungen zurückbringen als ein Duft. Und es bedeutet auch, dass Ihr Geruchssinn zudem positive Gefühle wecken kann, die Ihre Traurigkeit ausgleichen.

Mit dem Einsatz von Wohlgerüchen, die unsere Gemütsverfassung aufhellen sollen, befasst sich eine alternative Heilkunst namens Aromatherapie. Uns scheinen die Ideen der Aromatherapie zur Bewältigung von leichter Traurigkeit, selbst von Depressionen, nützlich zu sein. Zumeist empfehlen Aromatherapeuten, je nach Erkrankung, spezielle, aus Pflanzen gewonnene Duftöle, so genannte ätherische Öle.

Diese Aromaöle werden nicht innerlich angewendet, sondern der Raumluft hinzugefügt. Man kann die Öle mittels einer Duftlampe zerstäuben oder auch ein wenig davon auf eine heiße Glühbirne träufeln. Intensiver lassen sie sich verteilen, wenn man ein brennendes Weihrauchstöckchen damit tränkt. Empfehlenswert ist auch ein genähter Beutel, den man mit den Blüten und Blättern jener Heilkräuter füllt, die einen Duft verströmen, den man gern riecht, und ins Kopfkissen oder in die Hosen- oder Handtasche steckt.

Do-It-Yourself-Aromatherapie

Es gibt mehrere ätherische Öle, die im Rahmen der Aromatherapie zur Behandlung von Depressionen empfohlen werden. Manche spenden Energie, andere dagegen wirken beruhigend. Um auf Nummer sicher zu gehen, sollten Sie keine großen Mengen eines einzelnen ätherischen Öls länger als einige Wochen hintereinander verwenden, und ganz wichtig: Nehmen Sie die Aroma-Öle nicht oral ein. Manche der Heilkräuter, aus denen die Öle hergestellt werden, kann man allerdings mit dem Essen zu sich nehmen; weiterführende Empfehlungen finden Sie unter unseren Tipps zur Ernährung auf Seite 97.

Hier eine kurze Liste jener Wohlgerüche, die Ihre Stimmung heben können:

- Der Duft der Bergamotte (*Citrus aurantium bergamia*) erinnert ein wenig an den von Earl-Grey-Tee. Das Öl soll stimmungsaufhellend und energieerhaltend sein. Es wirkt beruhigend auf die Nerven und wird häufig bei Angstanfällen angewendet. Man kann es sogar zur Behandlung von Hauterkrankungen anwenden, doch geben Sie Acht: Tragen Sie es niemals auf Hautpartien auf, die Sie der Sonne aussetzen wollen. Bergamottöl kann zu Verbrennungen und dauerhaften Flecken auf der Haut führen. Positiv ist, dass es sich gut in anderen Ölen löst, wie zum Beispiel Zitrus- und Kräuterölen, weshalb es oft bei der Parfümherstellung Verwendung findet. Außerdem löst es sich gut, wenn man es in einer Duftlampe erwärmt.

- Auch das Öl des Muskatellersalbeis (*Salvia sclarea*) lässt sich, wenn man es auf eine warme Glühbirne aufträgt, gut in der Raumluft verteilen. Der Duft von Salbeiöl soll Schwankungen im Menstruationzyklus ausgleichen und das postmenstruelle Syndrom lindern helfen. Man sollte das Öl aber nicht während der Schwangerschaft verwenden. Es wirkt beruhigend wie auch stimmungsaufhellend. Deshalb ist es als Aphrodisiakum bekannt. Halten Sie eine kleine Menge zur Abwehr von Panikattacken griffbereit; man kann es sogar in einem Inhalator verwenden. Es lässt sich auch gefahrlos dem Badewasser hinzugeben.
- Ein Duftöl aus Südostasien, das wegen seiner beruhigenden Eigenschaften sehr geschätzt wird, ist das Jasminöl (*Jasminum officinale*, *grandiflorum* oder *asambac*). Reines Jasminöl ist eine sündhaft teure Rarität, aber seinen Preis wert. Es soll angeblich eine positive Gemütsverfassung herbeiführen und Angstzustände mildern. Manche bezeichnen es sogar als inspirierend. Parfümeure empfehlen, es mit Patschuli- oder Bergamottöl zu mischen, um so einen Duft zu erhalten, der die Stimmung heben kann.
- Andere antidepressiv wirkende ätherische Öle sind Zitrone, Limone, Mandarine, Dill, Pfefferminze, grüne Minze, Rose, Hafer und Ylang-Ylang.
- Um leichter einzuschlafen, können Sie das Kopfkissen auch mit getrocknetem Lavendel, Hopfen, Zitronenstrauch, Rosmarin und Pfefferminze füllen. Versuchen Sie es auch mit Kamille; laut Aussagen von Heilpraktikern hält sie Albträume fern. Damit diese Düfte länger haften bleiben, kann man Fixiermittel wie Iriswurzel oder Benzoeharz verwenden.

Wo man die Öle kauft, wie man sie anwendet

Aromatherapieöle sowie das Zubehör, das Sie benötigen, um sie in der Raumluft zu verteilen, finden Sie in Bioläden, Reformhäusern oder Drogerien.

Bei der Auswahl der Düfte sollten Sie eine »Schnupperprobe« machen und Öle auswählen, die für Ihre Bedürfnisse am besten geeignet sind und sich positiv auf Ihre Gemütsverfassung auswirken. Sie können auch getrost mehrere ätherische Öle mischen, um auf diese Weise einen individuellen Duft zu kreieren, der Sie am stärksten anspricht. Und verwenden Sie diese Duftkreationen so, dass sie Ihnen noch mehr Genuss verschaffen: Indem Sie das Zimmer parfümieren, wenn Sie gerade etwas tun, was Ihnen Spaß macht, indem Sie ein Wannenbad noch genussvoller gestalten oder einfach nur, indem Sie den Geruch Ihres geliebten, aber nassen Hundes überdecken.

Man kann diese Öle nicht nur als Mittel zur Stimmungsaufhellung verwenden. Ihre Wirkung wird gesteigert, wenn man sie mit angenehmen Erinnerungen ausstattet. Jede glückliche Erinnerung, die Sie mit Duftölen assoziieren, wird diese für Ihre künftige Gemütsverfassung umso wertvoller machen.

Tag 22

Verantwortung

»Der Tag des verletzten inneren Kindes«

Zu viele Menschen ergeben sich dem Trauma und dem Schmerz nach der Trennung vom Partner passiv. Sie glauben, sie könnten zu deren Überwindung nichts beitragen, sondern müssten sich in ihr Schicksal fügen. Zu viele wehren sich dagegen, die richtige Frage zu stellen. Diese lautet nicht: »Wie kann ich den Schmerz loswerden?«, sondern vielmehr: »Warum habe ich mir diese Verletzungen überhaupt zugezogen?«

Oft beinhalten die Antworten auf die letzte Frage schattenhafte Erinnerungen an die Eltern und verschwommene und unter Umständen sogar lähmende Ängste. Möglicherweise werden Sie sogar wütend auf Ihre Eltern. Vielleicht sind Sie aber nicht ganz sicher, woher diese Gefühle stammen oder warum Ihre Eltern etwas mit der Beendigung einer Beziehung mit jemandem zu tun haben sollen, den Sie früher einmal geliebt haben.

Nach landläufiger Meinung hören wir, wann immer wir ein Trauma durchleben, im Geiste klar und deutlich unsere verinnerlichten Eltern, wie sie uns ihre Ratschläge und Urteile zuflüstern, ob wir das nun wollen oder nicht. Und tatsächlich kann – ob Sie nun neunzehn oder neunzig sind – ein verletztes inneres Kind in Ihnen stecken, das Sie davon abhält, Ihr wohlverdientes Glück zu finden. Nennen wir also diesen Tag, im Sinne dieser Auffassung, den »Tag des verletzten inneren Kindes«.

Manche Menschen bedürfen tatsächlich einer längeren Therapie, um ihre Kindheitstraumata zu bewältigen und inneren Frieden und Klärung zu erlangen. Diesen Personen wollen wir nicht sagen, wir hätten eine bessere Alternative anzubieten. Wir haben lediglich beobachtet, dass so mancher seine Zeit damit vergeudet, sein inneres Kind zu verhätscheln oder gar zu verderben, anstatt sie darauf zu verwenden, wie er lernen kann, sich Zugang zu einer erwachsenen Art von Glück zu verschaffen.

Bewahrt man sich eine kindliche Offenheit und Spontaneität, dann kann dies, zu allen Zeiten, unsere Hoffnung und Zuversicht befördern helfen. Doch wenn man tiefe, in der Kindheit erlittene Wunden aufreißt, die vielleicht schon verheilt sind, so ist das eine armselige Zeitverschwendung. Es erweist sich darüber hinaus als ziemlich unfair, wenn Sie am Ende anderen die Schuld an seelischen Verletzungen geben, die in Wirklichkeit gar nicht mehr existieren.

So wie Optimismus zu glücklichen Lebensumständen führen kann, wird auch der Glaube, dass die in der Kindheit erlittenen psychischen Wunden immer noch nicht verheilt sind, mit Sicherheit einiges dazu beitragen, diese frisch zu halten. Irgendwann wird es dann genau wegen dieser offenen Wunden nahezu unmöglich, eine wirklich gesunde Beziehung einzugehen. Stattdessen wird jede Partnerschaft, auf die Sie sich einlassen, zu einem unseligen Dreiecksverhältnis: Sie, Ihr Partner und Ihr verletztes inneres Kind.

Kindern fehlen die Mittel und Wege, die Probleme des Erwachsenenlebens zu lösen. Doch als Erwachsene können wir mittels unserer Vernunft oftmals Entscheidungen treffen, zu denen man recht mühelos gelangen kann. Aber auch dies stimmt nicht in jedem Fall, da diejenigen, die schwere seelische Verletzungen erlitten haben, unter Umständen auf eine regelrechte Psychotherapie angewiesen sind. Dennoch liegt für viele der beste Weg darin, die vergangenen Traumata ganz bewusst wahrzunehmen und sich schließlich von ihnen zu lösen.

Nehmen wir zum Beispiel an, Sie hätten als Kind unter großen Verlassenheitsängsten gelitten. Immer wenn Sie sich jetzt von einem Partner trennen, leiden Sie unter übermäßig viel Seelenpein und Liebeskummer, weit mehr als die meisten Menschen, die Sie kennen. Stellen Sie sich nun vor, Sie erinnerten sich daran, dass Sie sich zum ersten Mal im Alter von zehn Jahren so fühlten, als Sie von Ihren Eltern getrennt und in ein Internat geschickt wurden. Sehr viel später kommt es Ihnen jedes Mal, wenn Sie sich von einem Partner trennen, so vor, von neuem den Schmerz der damaligen Trennung zu durchleben. Doch inzwischen sind Sie auf die Wurzeln Ihres Leids gestoßen. Manchmal kann schon allein dieses Wissen genügen, um Ihre Beziehungsängste zu lindern, und bewirken, dass Sie in der nächsten Partnerschaft bessere Erfahrungen machen.

Bis es so weit ist, müssen Sie nicht einsam sein. Und Sie werden auch nicht das Gefühl haben, aus einigen völlig falschen Gründen intime Beziehungen zu meiden oder einzugehen. Insofern enthält die gängige Meinung ein Körnchen Wahrheit.

Tipp 22: Ihr emotioneller Scheinwerfer

Jedes Mal wenn Sie das Gefühl haben, Düsternis färbe all Ihre anderen Gefühle, können Sie ein wenig Licht in große Teile dieser Dunkelheit bringen. Wir möchten Ihnen dabei helfen, eine vernunftgeleitete Selbstanalyse durchzuführen. Sie erfordert zwar, dass Sie sich mit Hilfe des Verstandes selbst beurteilen, aber sie kann teilweise dennoch schmerzlich sein. Trifft dies zu, dann stellen Sie die schwierigen Fragen zurück, bis Sie bereit sind, sie zu beantworten.

Ziel dieser Übung ist es, die Ursachen für Ihren Schmerz aufzudecken, damit Sie Ihre wunden Punkte und Bedürfnisse besser verstehen können. Damit diese Inventur der Gefühle von Nutzen ist, müssen Sie stets offen und ehrlich zu sich selbst sein. Wenn Sie sich gewohnheitsmäßig entweder zu hart kritisieren oder zu sehr auf sich fixiert sind, legen Sie diese Gewohnheit einen Augenblick lang ab. Die Fragen, die wir Ihnen stellen, sollten Sie so objektiv und fair beantworten, wie Sie können.

Doch nach diesem Zeitpunkt: Warum lassen Sie Ihr Leben nach wie vor immer von einem gekränkten kleinen Kind bestimmen, dessen Problem gelöst ist? Hat man erst einmal die Quelle des Problems erkannt, so ergibt das überhaupt keinen Sinn. Wenn Sie sich von Ihren Traumata nach einem gewissen Maß an Innenschau lösen können, dann machen Sie sich an die Arbeit, und zwar sofort. Schildern Sie zunächst die seelische Verfassung Ihres inneren Kindes: Beschreiben Sie, warum es Sie zurückhält. Hat es einmal eine Zeit oder ein Geschehnis gegeben, vor der oder dem eine Trennung nicht so wehtat? Was ist seitdem passiert?

Sind Sie bereit, all denen, die Ihnen Leid zugefügt haben, zu vergeben oder sie zumindest zu verstehen? Oder müssen Sie diese alte Wunde immer noch eitern und womöglich Ihre Fähigkeit zugrunde richten lassen, positive Beziehungen einzugehen, während das Leben an Ihnen vorbeizieht?

Sie sind jetzt erwachsen. Halten Sie es noch immer für klug, dass ein Kind über Ihre ureigensten Angelegenheiten entscheidet? Das sollten Sie wirklich niemand anderem überlassen; der folgende Tipp gibt Ihnen Anregungen, wie Sie als Erwachsener Entschlüsse fassen können, und zwar ganz allein.

Ihre Emotionen

Ihre Gefühle haben auf Grund des Verlusts Ihrer zentralen Liebesbeziehung eine Schlappe eingesteckt.

Ihr vor kurzem erlittener Verlust ist eine frische, offene Wunde. Doch betrachten wir einmal die Narben, welche die alten Wunden hinterlassen haben.

Es könnte auch hilfreich sein, wenn Sie sich notieren, was Sie dabei empfinden. Möglicherweise entspringen manche der Entdeckungen, die Sie machen werden, schmerzlichen Erfahrungen, die Sie verdrängen möchten.

Der Wunsch zu vergessen kann auftauchen und Sie abermals verletzen. Er kann ebenso die Ursache dafür sein, dass Sie überreagieren oder sogar in Panik geraten, wenn Sie erneut mit ähnlichen Lebensumständen konfrontiert sind. Warum wollen Sie ein solches Risiko eingehen?

Unbequeme Fragen

Betrachten wir einmal, wie Sie sich selbst als Liebespartner einschätzen. Und wir meinen nicht als Sexualpartner, auch wenn dies ein Teil davon sein mag. Wir möchten vielmehr die Kraft Ihres Liebes-Ichs kennen lernen. Sind Sie wirklich imstande, eine starke Liebe für einen anderen Menschen zu empfinden? Sind Sie in der Lage, Ihre Liebesgefühle auf eine anziehende Art und Weise zu äußern, die zu einem fairen Austausch einlädt?

Haben Sie Angst, zärtliche Gefühle zum Ausdruck zu bringen?

Ermuntern Sie Ihren Partner dazu, in Ihnen jemanden zu sehen, der anders ist, als Sie in Wirklichkeit sind? Finden Sie sich womöglich gar nicht so liebenswert, wie Sie in Wahrheit sind? Haben Sie das Gefühl, Ihr Partner sei derart mächtig, dass er geradezu eine Bedrohung darstellt und dass Sie ihm verheimlichen müssen, wie verletzlich die Liebe Sie macht? Hegen Sie Vorurteile gegen das andere Geschlecht, die verhindern, dass Sie es schon wegen seiner typischen Eigenschaften absolut liebenswert finden?

Uralte Geschichten

Haben Sie eine Anzahl unangenehmer Erlebnisse mit Intimpartnern gehabt? Hatten Sie »Pech in der Liebe«? Gehen Sie zurück in Ihre Vergangenheit: Welche Ihrer Eigenschaften könnten die Ursache dafür gewesen sein? Haben Ihre Eltern oder andere Angehörige Sie als Kind gescheiterten Beziehungen ausgesetzt? Hat es in Ihrer Familie viele Scheidungen gegeben? Ist diese Vorgeschichte Teil Ihrer Angst?

Welche anderen Probleme im Zusammenhang mit Nähe und Intimität gab es in Ihrer Kindheit? Sagen Sie nicht einfach, Sie seien in einer »dysfunktionalen Familie« aufgewachsen. Das ist nur ein Schlagwort. Welche Art Misserfolge in der Liebe haben diejenigen, die Sie lieben, erlitten? Fehlschläge wegen einer Sucht – nach Sex, Alkohol, Drogen – oder aufgrund anderer Ursachen: Geld, Missbrauch oder einfach Verlust an Interesse? Erkennen Sie in Ihren früheren Partnerschaften Parallelen, die Sie an jene gescheiterten Liebesbeziehungen erinnern, die Ihnen als Kind Leid zugefügt haben? Entspringen Ihre Ängste – die Angst vor dem Verlassenwerden, die Furcht, als wertlos oder minderwertig zu gelten – Botschaften, die Sie als Kind von Ihren Eltern oder Spielkameraden aufgeschnappt haben?

Wie viele jener Menschen, welche Sie verletzt haben, haben etwas getan, was Sie ihnen nie verziehen haben? Wie vielen verzeihen Sie ihre Fehler oder ihr Fehlverhalten, besonders wenn es sich bei diesen Schwächen um Charakterfehler handelt, die Sie nun auch bei sich selbst erkennen?

Der eigene Beitrag

Woran ist Ihre letzte Beziehung gescheitert? Machen Sie die Sache nicht zu kompliziert: Erläutern Sie in wenigen Worten, warum es allein auf Grund Ihrer Handlungen oder Unterlassungen zur Trennung gekommen ist. Erklären Sie sodann, wiederum in ein, zwei Sätzen, welche Gründe Ihrer Ansicht nach Ihr Expartner für das Scheitern anführen würde. Was würden Sie jetzt im Nachhinein ändern, damit alles zu einem glücklicheren Ende geführt hätte? Können Sie es als einen Fehler Ihrerseits erkennen, als etwas, aus dem Sie etwas lernen, sodass Sie nie wieder den gleichen Fehler begehen? Welche Schritte können Sie unternehmen, um zu verhindern, dass Sie ihn noch einmal machen?

Warum fangen Sie nicht gleich damit an?

Einen Blick in die Zukunft werfen

Ob es Ihnen nun gefällt oder nicht – was geschehen ist, ist geschehen. Wenn Sie in die Zukunft blicken könnten – welche Art von Beziehung wäre ideal für Sie? Wie gehen Sie daran, eine solche Partnerschaft aufzubauen? Was müssen Sie tun, um jemanden zu finden, der in der Lage sein wird, in Ihrem Traum und im Rest Ihres Lebens einen Part zu spielen?

Tag 23

Pfade

Es gibt immer einen Weg

Selbst wenn Sie sich in der schmerzlichsten Phase Ihres Lebens befinden, finden sich doch immer Wege, die in die guten Zeiten zurückführen. Manche dieser Pfade lassen Sie vielleicht zögern, doch letztlich müssen Sie den Entschluss fassen, im Leben wieder voranzugehen. Gibt es etwas, was Ihnen die Entscheidung erleichtern würde? Ja, ganz gewiss. Man kann es finden, wenn man erleuchtet wird. Wir wollen nicht lange über »Heilung« und »Prozess« schwadronieren, sondern Ihnen stattdessen eine plötzliche Erleuchtung anbieten, die Sie sofort verändert, ähnlich einem Licht, das an einem finsteren Ort erstrahlt.

Sie können jeden Tag als guten Tag betrachten, sofern Sie etwas Neues und Wichtiges gelernt, *wirklich* gelernt haben. Wenn dies geschieht, wenn dieses neue Bewusstsein zu einem echten Teil Ihres emotionalen »Werkzeugkastens« wird, dann heißt das, es gibt wieder etwas weniger Leid, das Sie nie wieder durchmachen müssen.

Die Übungen vom gestrigen Tag haben sich für viele Personen, die sie durchgeführt haben, als ebenso aufregend wie schwierig erwiesen. Wenn Sie Ihre alten Fragen wirklich durchgearbeitet haben und jetzt die Verbände von den Wunden, die bereits verheilt sind, abnehmen, liegt der größte Teil einer schwierigen Aufgabe schon hinter Ihnen. Es handelt sich um einen der besten Wege zu den schöneren Orten, die vor Ihnen auftauchen werden.

Wenn Sie sich heute einen idealen Liebespartner erträumen könnten, wie würde er sich von Ihrem Expartner unterscheiden? Beruht Ihr neues Bild auf den Qualitäten des Charakters und des Gefühls, die eine Liebe hervorbringen werden, die wirklich gut für Sie ist? Oder basieren diese präzisen Vorstellungen nur auf einer neu gefundenen Abneigung gegen alles, was Sie an den früheren Partner erinnern könnte?

Wenn Sie bereit sind, dann machen Sie sich daran, ein sorgfältig ausgearbeitetes Bild von Ihrem möglichen neuen Liebespartner zu entwerfen. Fragen Sie sich:

- Warum vertraue ich dieser Person? Würde ich treu zu ihr halten? Ihr mein Geld anvertrauen?
- Handelt es sich um jemanden, der sich persönlich weiterentwickelt und lernt?
- Kann ich mir vorstellen, mit diesem Menschen auch noch in zehn Jahren zusammenzuleben?
- Welche meiner Geheimnisse kann ich dieser Person anvertrauen?
- In welchem Maß wird diese Person mich für ihr eigenes Selbstwertgefühl brauchen?
- Wird dieser Mensch in einer Krise besonnen bleiben?
- In welchem Maße verhält sich diese Person anderen gegenüber kritisch und urteilend?
- Wie werde ich mich fühlen, nachdem ich vier Stunden allein mit diesem Menschen zusammen gewesen bin?

- Was wird diese Person tun müssen, damit Sie glücklich sind, inneren Frieden empfinden und sich rundum wohl fühlen? Skifahren? Tanzen? Beten? Mit Ihrer Katze spielen? Autos reparieren? Schmutzige Ausdrücke verwenden? Blumen schicken? Schach spielen? Ihren Lieblingsteams zujubeln? Was für eine Art Person könnte Sie neue Wege lehren, glücklich zu sein? Wie?

Wenn die Zeit gekommen ist, wird es Ihnen so vorkommen – wie es in einem Lied heißt –, als wäre »die Liebe überall«. Doch zu viele Menschen sind heutzutage zutiefst verbittert und innerlich verhärtet. Diese Gefühle verhindern, dass sie sich der Liebe öffnen, von der Glückseligkeit gar nicht zu reden. Und dies führt uns zur wichtigsten Frage von allen:

- Haben Sie den Entschluss gefasst, nicht hier auf Erden zu sein, um zu lieben und geliebt zu werden? Sind Sie derart gekränkt und verletzt, so voller Wut und Argwohn, dass Sie bereit sind, auf etwas zu verzichten, das eines Tages zu einer der schönsten Zeiten in Ihrem Leben führen könnte? Wollen Sie Ihre Fähigkeit unterdrücken, Ihre Liebe mit einem anderen Menschen zu teilen?

Das sind schwierige Fragen, und Sie müssen Ihre Antworten sehr sorgfältig wählen. Warum? Weil die Liebe in all ihren Formen die Seelennahrung unserer Existenz ist und Sie es verdienen, einen Platz am Festbankett einzunehmen. Die Nahrung der Liebe kann jeden, der in der Lage ist, sie ganz zu verdauen, stärken und neu beleben.

Tipp 23: Die Zuneigung schützen

Stellen Sie sich Ihr Gefühlsleben als eine Zielscheibe vor, wie man sie zum Beispiel beim Bogenschießen verwendet. Sie selbst sind gleichsam das Schwarze, der Kreis im Zentrum. Der erste Ring, den Sie um sich gezogen haben, war die Person, die Sie am meisten geliebt haben, die jetzt aber fort ist. Den nächsten Ring nach außen bilden die Beziehungen zu Ihren Freunden und Angehörigen, jenen Menschen, denen Sie sich nahe fühlen. Der nächste Ring, das sind Ihre Arbeitskollegen und Bekannten, Menschen, die Sie erst kürzlich kennen gelernt haben oder denen gegenüber Sie keine echte Nähe empfinden.

Trennungen führen zu Konflikten an zahlreichen Fronten. Weil die Person, die dem Zentrum Ihres Gefühlslebens am nächsten stand, aus Ihrem Leben entfernt worden ist, werden Sie natürlich beim nächstliegenden Ring Trost suchen, das heißt, Sie werden sich an Freunde und Angehörige wenden und Ihren innersten Gefühlen in einer Flut von Selbstenthüllungen Ausdruck verleihen.

Liebe lässt sich weder auf einen Spülstein reduzieren, randvoll mit dem schmutzigen Geschirr eines anderen, das Sie gespült haben, noch auf die von Ihnen bereits geschluckte bittere Pille. Hier ist Ihre wahre Erleuchtung für den heutigen Tag – wenn Sie denn bereit sind, sie zu empfangen: Die Liebe ist Ihre »Essenz«, Ihre Natur, ob

Sie das nun vergessen haben oder nicht. Schon allein die Beantwortung der oben genannten Fragen kann Ihnen zeigen, wie weit Sie die Fähigkeit, erneut Liebe zu empfinden, gestärkt haben, zumindest für sich selbst. Und Ihnen zeigen, wie weit Sie der »Liebe« zu Ihrem Expartner entwachsen sind, die vermutlich zu nichts anderem als einer verletzenden Abhängigkeit verkommen ist.

Lernen heißt Wege einschlagen, denen man noch nie gefolgt ist. Ihre Entdeckungen entlang des Weges werden Ihre Stimmung heben. Und es ist nicht schlimm, wenn Sie manchmal den Mut verlieren. Ist es Ihnen ernst damit, im Leben weiterzugehen, dann müssen Sie zu diesem Zeitpunkt nur gewillt sein, Ihren Weg erleuchten zu lassen. Betrachten Sie die Liebe in all ihren Formen als eine Art Pflaster auf Ihrem kürzesten Weg zum Glück.

Passen Sie gut auf sich auf

Eine solche Offenheit ist nicht ohne Risiken. Die Wahrscheinlichkeit, dass Sie unangenehme Überraschungen erleben werden, hängt möglicherweise davon ab, wie schlimm die Folgen Ihrer Trennung für andere sind.

Wenn Sie sich lediglich von jemandem trennen, mit dem Sie einen Monat lang eine wilde Affäre hatten, können Sie normalerweise erwarten, dass Ihre Freunde und Angehörigen vertrauensvoll und aufrichtig reagieren. Doch je mehr sich die Menschen, die Sie als Freunde betrachten, in dem sozialen Umfeld bewegten, zu dem auch Ihr Expartner gehörte, desto sorgfältiger müssen Sie sich fragen, wo deren wahre Loyalitäten liegen. Es mag paranoid erscheinen, doch eine gewisse Umsicht kann Sie davor schützen, plötzlich von einer »Freundin« oder gar einer Familienangehörigen attackiert zu werden, die sich als feindselig erweist, wenn Ihre Scheidung vor Gericht kommt. Oder von der sich später erweist, dass sie vor oder nach Ihrer Trennung ein Verhältnis mit Ihrem Expartner unterhielt.

Das ist nicht möglich? Nach Aussage erfahrener Familienanwälte liegt die Wahrscheinlichkeit solcher Enttäuschungen bei 50 Prozent. Bitten Sie Ihren Scheidungsanwalt um Rat. Oder fragen Sie Freunde, die selbst eine Scheidung oder Trennung durchgemacht haben. Viele Ehen und Beziehungen enden mit Spielen, die ungemein schnell und mit einem sehr harten Ball gespielt werden.

Rezepte

Merkwürdigerweise ist es oft leichter, sich gegenüber einem völlig Fremden zu öffnen. Wenn er Sie negativ beurteilt, was haben Sie dann verloren? Nur eine positive Einschätzung eines Menschen, den Sie nicht kennen und vielleicht nie wieder treffen …

1. Unsere erste Regel lautet also: Gehen Sie kein unnötiges Risiko ein, wenn Sie jemanden über die Gründe für das Ende Ihrer Beziehung informieren müssen. Schütten Sie Ihr Herz lieber gegenüber einem Fremden oder einem neuen Bekannten aus, der Ihnen den Eindruck vermittelt, dass er bereit ist, sich Ihren Gefühlsausbruch anzuhören, ohne über Sie zu urteilen.

2. Regel zwei: Erörtern Sie die Details oder privaten Fragen, die zur Scheidung geführt haben, nicht mit Ihren kleinen Kindern. Es wird sie nur beunruhigen und in eine kompromittierende und schmerzliche Lage bringen, nämlich zu glauben, sie müssten sich zwischen den beiden Menschen, die sie lieben, entscheiden. Ziehen Sie die Kinder nicht in Streitigkeiten oder Verhandlungen über die Scheidungsregelungen hinein. Vermittlungen, Schlichtungen und gütliche Einigungen gehen nur die Erwachsenen etwas an.
3. Regel drei: Leben Sie in Scheidung, dann machen Sie sich bitte Notizen über die Gespräche mit Ihrem Anwalt. Man vergisst nur allzu leicht einige der unangenehmen Ratschläge, es sei denn, man verfügt über Unterlagen, in denen man später nachsehen kann.
4. Regel vier: Wenn es um Fragen des Sorgerechts geht oder wenn sich abzeichnet, dass es im Rahmen der Scheidung zu Auseinandersetzungen hinsichtlich von Eigentumsfragen kommt, sollten Sie und Ihr Ehepartner getrennte Scheidungsanwälte beauftragen. Es gibt in diesem Berufszweig etliche anständige, fürsorgliche Menschen; suchen Sie Ihre Kandidaten mit Sorgfalt aus. Und erinnern Sie sich daran, dass das Gericht eine Scheidungsvereinbarung, die ein Anwalt entworfen hat, der beide Seiten vertritt, zurückweisen kann, wenn sich die eine oder andere Partei später anders entscheidet. An diesem Punkt müssten beide Parteien dann ganz neu über eine Auflösung der Ehe verhandeln. Das ist eine vermeidbare Extraausgabe.

5. Regel fünf: Behalten Sie wenigstens das Haustier, wenn's geht, und nehmen Sie all die Liebe an, die es Ihnen schenken kann. Menschen, die Haustiere halten, leben länger. Wenn Sie keinen Platz für einen Hund oder eine Katze haben, besuchen Sie einen Nachbarn, der ein Haustier hat, und freunden sich mit diesem an. Oder fragen Sie in einem Tierheim, ob Sie dort ehrenamtlich mitarbeiten können.
6. Regel sechs: Sowie sich der Staub gelegt hat, Sie das Gefühl haben, wieder festen Boden unter den Füßen zu haben und schließlich eine Scheidungsvereinbarung getroffen ist, sollten Sie für alle Freunde und Angehörige, die in dieser schwierigen Zeit zu Ihnen gehalten haben, ein Fest geben. Es ist an der Zeit, ihnen für ihr Engagement zu danken und ihnen mitzuteilen, dass Sie bereit sind, mit Ihrem Leben weiterzumachen. Wie man so sagt: »Heute wird ein Schlussstrich gezogen.«

Tag 24

Vision

Das Glück wählen?

Der englische Dichter Alfred Lord Tennyson (1809–1892) hat einmal geschrieben: »Es ist besser, geliebt und die Liebe verloren zu haben, als überhaupt nicht geliebt zu haben.« Dieser dumme tote Dichter, könnten Sie entgegnen: Warum soll es denn besser sein, geliebt und die Liebe verloren zu haben?

Möglicherweise kam Tennyson ja zu dem Schluss, wir würden am Ende sogar verlorene Lieben als umwerfend komisch oder wunderbar tragisch in Erinnerung behalten, wenn wir nur genügend gefühlsmäßige Distanz zu unserem Seelenschmerz gewonnen haben. Der Schmerz ist nicht die Strafe dafür, dass Sie den Toren gespielt haben; er ist nur eine Wunde, die heilen wird. Wird die Verletzung eine Narbe hinterlassen? Vielleicht. Betrachten Sie sie als eine Art Ehrenabzeichen, als ein Symbol, das zeigt, dass Sie vital und lebendig sind und gewillt, für die Herrlichkeit der Liebe und der Zweisamkeit alles aufs Spiel zu setzen.

»Aber«, so mögen Sie antworten, »warum hat es denn *mich* getroffen?« Wenn Sie immer noch ziemlich deprimiert sind, kommt es Ihnen möglicherweise so vor, als hätten die meisten Freunde und Verwandten noch nie einen solchen Liebeskummer verspürt, wie Sie ihn jetzt erleben. Vielleicht glauben Sie ja, was in früheren Generationen galt: Junge trifft Mädchen, sie verlieben sich, umwerben einander und heiraten, und das war's dann – ganz leicht.

In dieser recht simplen Auffassung mag tatsächlich ein Körnchen Wahrheit stecken. In früheren Zeiten bot die Liebe den meisten Menschen nicht so viele akzeptable Alternativen. Als es nicht allzu viele Möglichkeiten gab, sein Gück zu finden, fielen die Entscheidungen einfacher. Die Idee, allein zu leben, wurde nicht selten verspottet, zum Beispiel durch Begriffe wie »alte Jungfer« oder »spätes Mädchen«. Es gab eine Art Universalvorschrift, nach der sich alle zu richten hatten: Pass dich an, oder du wirst geächtet.

Aber diese Zeiten sind vorbei. Heute können Sie aus einer großen Speisekarte von Lebensstilen auswählen. Und noch nie haben wir ein so langes Leben und so dicke Brieftaschen gehabt und konnten uns so reichhaltige Mahlzeiten schmecken lassen. Wir haben mehr Raum, wir haben mehr Zeit.

Wir können zwar unterschiedliche Lebens- und Liebesstile ausprobieren – aber können wir uns tatsächlich vom Urgrund unseres Wunsches nach Liebe und gegenseitiger Anerkennung, nach der Freude an Beständigkeit und erfüllender Hingabe losreißen?

In Wirklichkeit erreichte die Popularität der Experimente mit einem raschen Wechsel der Lebensweisen ihren Höhepunkt in den freien und sexy Sechziger- und Siebzigerjahren, von den Wilden Zwanzigern gar nicht zu reden. Solche Zeiten des spielerischen Umgangs mit Sexualität gehen mindestens bis Sodom und Gomorrha zurück. Die verschiedenen Spielarten des Hedonismus sind gewiss nichts Neues. Und die unvermeidlichen Folgen sind auch bekannt. Fest steht, dass wir nicht mit jedem alles machen können, was wir wollen, und wenn einfach nur aus dem einen Grund, dass Herzen – wie schon immer – gebrochen werden können.

Deshalb hat es den Anschein, als zöge das problemlose Eingehen intimer Beziehungen die Menschen in zu viele verschiedene Richtungen. Zwar hat sich die Suche nach Glück heute enorm beschleunigt, doch bedeutet das Fehlen einer »Geschwindigkeitsbegrenzung« auch, dass wir in unserem Leben womöglich mehr Trennungen erleben denn je. Sie müssen also eine gute Wahl treffen. Früher waren schlechte Entscheidungen etwas Trauriges. Heute können sie mehr denn je Ihren Niedergang bedeuten.

Selbst wenn Sie sich vornehmen, den Rest Ihres Lebens allein zu verbringen, sollten Sie sich ganz sicher sein, dass Sie Ihren Entschluss aus vernünftigen, positiven Gründen getroffen haben. Wollen Sie allein bleiben, weil Sie auf diese Weise wirklich glücklicher werden, oder haben Sie sich in eine Art Einzelhaft begeben, weil Sie sich wegen einer Liebeserfahrung selbst verurteilt haben?

Welchen Sinn hat es, ein längeres, gesünderes Leben zu führen, wenn Sie große Teile davon in Angst oder lähmender Verbitterung verbringen? All die zusätzliche Zeit, die Ihnen zur Verfügung steht ...

Es ergibt auch keinen Sinn, die Verluste dadurch begrenzen zu wollen, dass man die Einsätze besser verteilt. So mancher Leidende stürzt sich von einer bedeutungslosen Affäre in die nächste, in der Hoffnung, nicht verletzt zu werden, ohne sich jedoch auf den anderen wirklich einzulassen. Doch ebenso wie jede Heilung ein fortschreitender, sich steigernder Prozess ist, können sich auch Kränkungen anhäufen und zunehmend schmerzlicher werden. Und die Erfahrung von Sinnlosigkeit kann besonders wehtun. Wenn Sie Glück haben, lehrt Sie eine solche Erfahrung, dass Sie bessere, schwierigere Entscheidungen zu treffen haben. Sie müssen den anderen besser »befragen«, gründlicher nachdenken und weniger impulsiv auf Ihre Wahlmöglichkeiten reagieren. Gerade das aber dürfte Ihnen schwer fallen, wenn Sie das Alleinsein lediglich als großes, dunkles Loch betrachten, das so schnell wie möglich gefüllt werden muss.

Darum ist es tatsächlich besser, geliebt und die Liebe verloren zu haben – falls diese Erkenntnis Sie denn wirkungsvoll lehrt, die Geistesgegenwart und das Selbstvertrauen aufzubringen, nein zu sagen, wenn Ihnen klar ist, dass es nicht anders geht. Danach stellt sich die Frage: »Woher weiß ich, wann ich nein sagen muss?« Sie haben bereits entschieden, dass Sie von Ihrer alten, toten Beziehung genug haben. Und deshalb ist sie zu Ende. Wann also werden Sie aufhören, sich verletzt und gekränkt zu fühlen, und wieder auf gesunde, offene Weise mit Ihrem Leben weitermachen? So fühlt sich nämlich *echte* Freiheit an.

Um diese Freiheit zu erlangen, werden sowohl Würde als auch Willenskraft nötig sein. Die Entwicklung einer ausgeprägten Zielstrebigkeit ähnelt ein wenig dem Absolvieren eines umfassenden Fitnesstrainings. Zuerst tut es vielleicht weh, und Sie sind ganz mutlos. Doch wenn Sie sich aufmerksam und vorurteilsfrei nach diesen wich-

Tipp 24: Meistern Sie Ihr Unterbewusstsein

Wer trauert, lernt sehr schnell, dass seine emotionale Achterbahnfahrt ganz unterschiedliche Wendungen nehmen kann. Die Erfahrung lehrt uns, dass das Unbewusste einem eigenen Rhythmus und einem eigenen Programm folgt. Doch es gibt Wege, erfolgreich mit ihm zu verhandeln. Eine Technik, mit deren Hilfe man dies bewerkstelligen kann, heißt kreative Visualisierung.

tigen neuen Lektionen richten, die Ihres Weges kommen, wird auch die schlimmste Einsamkeit, die Sie nach zukünftigen Begegnungen möglicherweise erleben, kurz und leichter zu ertragen sein.

Süße Träume

Stellen Sie sich diese Methode als »Hexerei der Wünsche« vor. Mit Ihrer Hilfe können Sie die tieferen Winkel Ihres Bewusstseins dazu bringen, Ihnen das zu geben, was Sie sich wünschen, indem Sie vor Ihrem geistigen Auge ein Bild des ersehnten Ergebnisses erscheinen lassen, es »visualisieren«.

Profisportler haben bewiesen, dass diese grundlegende Technik funktioniert. Viele der erfolgreichsten von ihnen integrieren heute die kreative Visualisierung in ihr Training für wichtige Sportveranstaltungen. Die praktische Umsetzung ist denkbar einfach: Die Athleten stellen sich, so detailliert wie nur irgend möglich, vor, genau das zu tun, was sie erreichen wollen, und zwar in Perfektion. Wer will, kann das mentales Training nennen. Die Sportler stellen sich immer wieder ihre tadellosen Leistungen vor, bis sich das geistige Bild wie von selbst einstellt.

Man geht davon aus, dass wir diese Vorstellungen am leichtesten unmittelbar nach dem Aufwachen sowie während der letzten Augenblicke vor dem Zubettgehen wachrufen können. Denn während dieser Zeiten befindet sich unser Gehirn oft im so genannten hypnopompischen Zustand, in dem das Unbewusste gleichsam entwaffnet und bereit zur Neuprogrammierung ist.

Und was für ein Bild soll vor Ihrem inneren Auge erscheinen? Wie wär's mit dem eigenen Ich, frei von Trauer und erneut fröhlich und ungezwungen, in einem Umfeld, das Ihnen Vergnügen bereitet? Stellen Sie sich vor, Sie wären selbstbewusst, unbelastet, vielleicht sogar, dass Ihre »Bereit-für-die-Liebe«-Batterien wieder aufgeladen sind und alle richtigen Signale aussenden.

Grenzenlose Bekräftigungen

Eine andere Technik zur Programmierung der Realitätswahrnehmung geht von einer andersartigen Analyse der Wirkungsweise des Unbewussten aus. Laut der zugrunde liegenden Theorie ist das Unbewusste etwas einfältig, da es meist glaubt, was es hört oder sieht. Und wenn die Dinge keinen Sinn ergeben, wird es alles in seiner – offenbar beträchtlichen – Macht Stehende tun, die Realität mit dem, was man ihm mitteilt, in Übereinstimmung zu bringen.

Und das sollten Sie dieser Auffassung zufolge tun:

1. Blicken Sie in Ihr Herz und formulieren Sie in einem kurzen Satz, was Sie sich für sich selbst wünschen. Beschreiben Sie diesen Wunsch in der Gegenwartsform, als *wäre er bereits in Erfüllung gegangen*: »Ich bin so froh, dass ich die Trennung von [Name des Partners] überwunden habe.«
2. Sagen Sie diesen Satz laut auf, damit Ihr unbewusstes Selbst ihn vernimmt (in der Theorie hört Ihr Unterbewusstsein alles und glaubt alles, was Sie hören). Sagen Sie ihn jeden Morgen dreimal unter der Dusche auf, oder murmeln Sie ihn abends vor dem Einschlafen.
3. Machen Sie am Arbeitsplatz eine Pause, entspannen Sie sich und schreiben Sie den Satz dreimal auf ein Blatt Papier. Um sich zu vergewissern, dass Ihr Unbewusstes auch bemerkt, was Sie im Schilde führen, schreiben Sie die Worte so klein wie möglich.
4. Tun Sie dies eine Woche lang. Mittlerweile dürfte die Neuprogrammierung Ihrer Gedanken und Gefühle allmählich Wirkung zeigen. Deshalb ist es an der Zeit, dass Sie wieder in Ihr Herz schauen. Haben sich Ihre Gefühle und Gedanken hinsichtlich Ihres Herzenswunsches verändert? Wenn ja, nehmen Sie diesen Wandel in Ihre neue Bekräftigung für diese Woche auf und schließen Sie ihn in all Ihre Verbalisierungen und Visualisierungen ein.

Im Laufe Ihres dreißigtägigen Heilungsprozesses müssten Sie die Möglichkeit gehabt haben, Ihren ausgesprochenen Wunsch drei- bis viermal sorgfältig zu überprüfen und weiterzuentwickeln. Während Ihre Genesung fortschreitet, beobachten Sie, wie die selbst gesteckten Ziele an Kühnheit und Zuversicht gewinnen. Nach Ansicht mancher Leute gibt es nur zwei Regeln, die begrenzen, was man durch die Anwendung dieser Methoden erreichen kann: Man muss, im tiefsten Inneren, glauben, dass man das Gewünschte auch tatsächlich erreichen kann und wird, und, zweitens, dass kein anderer Schaden nimmt, wenn der Wunsch in Erfüllung geht.

Tag 25

Wiedergeburt

»Neue« Gefühle

Erinnern Sie sich noch an die Sehnsucht, die Sie früher einmal nach Ihrem Expartner hatten? In den ersten Tagen unmittelbar nach der Trennung fühlte sie sich wahrscheinlich wie ein Knoten im Leib an. Denken Sie nun an dieses Gefühl, genau in diesem Augenblick. Können Sie sich dazu bringen, den Verlust auf ebenso intensive Weise zu spüren?

Nur zu, strengen Sie sich an; vielleicht schaffen Sie's ja.

Das Gefühl ist nicht mehr da, nicht wahr? Und in dieser Tatsache ist eine sehr große Lektion enthalten: Die Liebe, von der Sie glaubten, Sie hätten Sie damals verloren, und die Romantik, die Ihnen zum Glück so wesentlich erschien, waren vielleicht eine Täuschung – und sicherlich entbehrlich. Wie wir am Anfang dieses Buchs geschrieben haben, kann die Überwindung von Selbsttäuschungen fast ebenso schwierig sein wie die Befreiung von einer Sucht.

Vielen von Ihnen ist das vermutlich schwer gefallen. Doch wenn Sie es bis hierher geschafft haben, haben Sie jetzt mehr Freiheit zu entscheiden, was Sie sich für Ihr neues Leben wirklich wünschen.

Eine Schwierigkeit, auf die Sie gefasst sein müssen, ist die mögliche Verwirrung bezüglich der vielen Bedeutungsnuancen des Begriffes »neu«. Nach Ansicht mancher Psychotherapeuten entstehen beim Menschen sämtliche Gefühle aus nichts anderem als unterschiedlichen Verbindungen von Schmerz und Lust. Dieser Auffassung zufolge ist bereits im Alter von sechs Jahren das gesamte Spektrum aller Emotionen, die wir für den Rest des Lebens erleben werden, in uns vorhanden. Deshalb kann der Schlüssel, um wieder inneren Frieden zu empfinden, darin liegen, frühere, unschuldigere Wege der Welterfahrung neu zu erlernen. Diese Fähigkeit wird Ihnen helfen, das Wunderbare an sich selbst, Ihrem Charakter und Ihrem Wesen wiederzugewinnen.

Es gibt einen bedeutenden Grund für Ihren bisherigen Erfolg: Es ist die Bereitschaft, sich der Wahrheit zu stellen, wie Sie sich im Zusammenleben mit Ihrem früheren Partner tatsächlich gefühlt haben. Weil Sie einen manchmal beunruhigenden Prozess durchlaufen haben, haben Sie die neue Freiheit gewonnen, Ihre Liebe zu sich selbst und zu anderen auf eine Art mitzuteilen, wie Sie es immer schon gewollt haben.

Ein wichtiges Element einer wahrhaft gesunden Liebe zu einem anderen Menschen ist es zu lernen, wie man den, der man wirklich ist, lieben kann. Haben Sie dies gelernt, dann erkennen Sie jetzt vielleicht, dass Sie Beziehungen aus den prinzipiell falschen Gründen eingegangen sind. Sie haben den anderen gebraucht, um Anerkennung zu bekommen und Selbstvertrauen zu gewinnen, weil Sie die wahre Schönheit und Unschuld in Ihrem Wesen und in Ihrem Charakter nicht zu erkennen vermochten. Kurzum: Sie hatten aufgehört, kind-

Tipp 25: Trauern, Gott und Geben

Das Ende Ihrer Beziehung hat Ihnen wehgetan. Natürlich wollen Sie, dass der Schmerz nachlässt. Und deshalb versuchen Sie, ihn zu ignorieren, ihn beiseite zu schieben, so zu tun, als würde er Sie nicht quälen.

Manchen Menschen gelingt dies besser als anderen. Denken Sie aber nicht, dass diese glücklich sind. Stellen Sie sich diese Personen eher als menschliche Zeitbomben vor, die mit schnell ansteigendem innerem Druck, verursacht durch unterdrückte Gefühle, vor sich hin ticken.

liche, liebevolle Wege zu ersinnen, damit Sie sich selbst und Ihre Welt erfahren und kreative Freude darin finden konnten.

Aber Sie sind bereits mit dem Kopf gegen diese Wand gerannt. Das müssen Sie nicht noch einmal tun.

Diese Ihnen bislang unbekannte Kombination neuer und ursprünglicher Gefühle wird Ihnen die Möglichkeit zu einer persönlichen Wiedergeburt bieten. Nachdem Sie den Urgrund Ihrer Gefühle gründlich erkundet haben, sollten Sie bereit sein, eine höhere Stufe der Erfahrung zu betreten. Wenn Sie Ihre Unschuld wiederfinden können, werden Sie eine ungeheure Freude spüren und über den Reichtum dieses reinen Gefühls staunen. Und in der Folge wird sich Ihre Weltsicht enorm bereichern und erweitern.

Sehen Sie sich um. Können Sie die neuen Möglichkeiten spüren? Wappnen Sie sich: Möglicherweise wehen Ihnen alte Gefühle ins Herz wie ein leiser Hauch von Magie. Fühlen Sie, welche Möglichkeiten in diesen nun wieder neuen, längst vergessenen Gefühlen liegen. Je eher Sie bereit sind, sie anzunehmen, desto mehr Gelegenheiten werden sich Ihnen bieten, ein reicheres und lohnenderes neues Leben zu erschaffen.

Heißen Sie das wundervolle Kind willkommen, das Sie tief in Ihrem Inneren versteckt hatten.

Viele Menschen leben psychisch auf des Messers Schneide. Wenn wir unsere Willenskraft dazu einsetzen können, nicht mehr selbstzerstörerisch zu handeln, dann ist das gut. Doch es kann zu den verschiedensten Problemen führen, wenn wir die durch solche Handlungen ausgelösten Gefühle zu beherrschen versuchen. Im Extremfall entstehen hierdurch psychische Zwangserkrankungen. So mancher, der diese illusorische Selbstkontrolle bei sich gefördert hat, ist am Ende sex- oder drogensüchtig geworden.

Erlösung in zwölf Schritten

Sie können also der Trauer um Ihren Verlust nicht dadurch Einhalt gebieten, dass Sie sie einfach unterdrücken. Doch welche Hoffnung besteht, den Schmerz zu bewältigen? Die vielen Zwölf-Schritte-Programme nach dem Vorbild der Anonymen Alkoholiker haben durchweg eine Methode übernommen, die bei einem hohen Prozentsatz derer, die sie nutzen, offensichtlich zum Erfolg führt.

Normalerweise sind die Leidenden erst dann bereit, sich dieser Methode zu bedienen, wenn sie »am Ende« sind. Das heißt, wenn sie ein letztes Stadium der Verzweiflung erreicht haben, in dem sie erkennen, dass sie ihr Verhalten nicht mehr im Griff haben, obgleich sie verzweifelt nach einer Lösung für die selbst verursachten Probleme suchen. An diesem Punkt wird jenen, die sich an eine Organisation wie die Anonymen Alkoholiker wenden, gesagt, sie müssten grundsätzlich anerkennen, dass sie ihrem Feind (Alkohol, sexuelle Impulse, Drogen usw.) machtlos gegenüberstehen. Und dann müssen sie den für ihre Heilung alles entscheidenden Schritt tun.

Sie müssen Ihr Schicksal in die Hände einer höheren Macht legen.

Ungläubige sind willkommen

Keine dieser Organisationen erwartet, dass Atheisten oder Agnostiker plötzlich gläubig werden oder, schlimmer noch, eine Art religiöses Erwachen vorzutäuschen versuchen. Man schlägt Menschen wie diesen lediglich vor, nach innen zu schauen und zu erkennen, dass sie jenseits ihres Egos, ihres »Ich bin ich«-Gefühls, ein intuitives Gespür für eine größere Entität besitzen. Man kann diese unser »Selbst« oder einfach höhere Macht nennen. Bezeichnungen sind nicht so wichtig wie der Akt, sich dem Beistand dieser Kraft anzuvertrauen.

Was bedeutet das nun für Sie? Entsprechend könnte man sagen, dass Sie Ihrem »Feind«, also der Sucht nach den Erinnerungen an eine bestimmte Person, machtlos gegenüberstehen. Möglicherweise sind Sie ja selbst am Ende und verzweifeln an dem Schmerz, den der Verlust dieses Menschen Ihnen bereitet. Wenn dies der Fall ist, sollten Sie versuchen, sich Ihrer eigenen höheren Macht hinzugeben.

Wo kann man sich hingeben?

Suchen Sie sich einen Ort, an dem Sie sich in die Hände Ihrer höheren Macht geben können. Warum sollte das nicht ein Gotteshaus sein? Menschen aller Glaubensrichtungen finden den Frieden und die kontemplative Abgeschiedenheit, die sie für einen solchen Akt brauchen, in Kirchen, Kapellen, Synagogen oder Tempeln, die für die Öffentlichkeit zugänglich sind, wenn nicht gerade ein Gottesdienst abgehalten wird. Viele größere Krankenhäuser stellen auch einen Andachtsraum zur Verfügung, der Angehörigen aller Glaubensrichtungen offen steht. Die spirituelle Aura dieser Orte hilft, dass sich der Geist der Menschen, die sich einer höheren Macht anvertrauen, um eine Veränderung in ihrem Leben herbeizuführen, besser konzentrieren kann.

Wenn Sie sich in Kirchen oder Andachtsräumen nicht so richtig wohl fühlen, sollten Sie versuchen, sich anderen Menschen hinzugeben. Beispielweise könnten Sie sich – in einem ersten Schritt – einem einsamen kleinen Kind zuwenden. Dessen einfache Art, an das Leben heranzugehen, kann Ihr Gefühl für die eigene latente Unschuld und Reinheit auffrischen. Oder bieten Sie Menschen, die leiden, Ihre Hilfe an: den Obdachlosen, den

Mittellosen, den körperlich Kranken. Engagieren Sie sich in einer Wohltätigkeitsorganisation. Haben Sie keine Angst vor dem Schmerz der Anteilnahme.

Wenn Sie sich anderen hingeben, die echte Not leiden, stellt sich möglicherweise heraus, dass Sie auch Ihren Schmerz lindern können.

Tag 26

Vergebung

Segnen Sie ... Ihren Expartner?

Wir haben die Frage, wie Sie dem Menschen, der Ihnen – wie Sie vielleicht glauben – großes Leid angetan hat, vergeben können, bis zum Ende Ihres Genesungsprozesses aufgespart. Und zwar deshalb, weil wir wissen, wie schwierig die Heilung sein kann.

Ach, mögen Sie erwidern, ich denke schon jetzt nicht mehr schlecht über meinen Ex. Aber, scheint Ihre Wut und Ihr Schmerz in Gegenwart jener, die Sie am besten kennen, noch immer durch? Oder gehören Sie zu jenen Menschen, denen die Vorstellung, jemanden zu segnen, ein Gräuel ist? Von Vergebung oder einem freundlichen Gedanken über die andere Seite in einer vergangenen Beziehung, die in die Brüche ging, gar nicht zu reden?

Vergessen Sie die Tatsache, dass ursprünglich *Sie* dafür verantwortlich waren, sich mit Menschen einzulassen. Ignorieren Sie den Umstand, dass Sie damals irgendetwas Gutes in ihm gesehen haben müssen – etwas, was für Sie gut genug war, Ihr Herz aufs Spiel gesetzt zu haben. Erinnern Sie sich einfach daran, dass die boshaften Gefühle Sie in der Vergangenheit stecken lassen werden, wenn Sie nicht *aller* Gefühle bezüglich dieser Person völlig entsagen.

Wenn Sie jemandem nicht nur sagen, wie ungeheuer mies sich Ihr früherer Partner verhalten hat, sondern ihn auch noch für Ihre Auffassung *gewinnen*, ihn unbedingt davon *überzeugen* wollen, laufen Sie nicht nur Gefahr, dass der Betreffende Ihre Integrität anzweifelt, sondern auch, dass er Sie abstoßend findet. Wenn ein neuer Freund oder Bekannter – oder noch schlimmer, eines Tages ein neuer Partner – diese Verbitterung bei Ihnen bemerkt, fragt er sich natürlich, wann *er* wohl zu deren Zielscheibe wird.

Das ist das Problematische an der Bitterkeit: Sie gleicht einem Becher mit unebenem Rand. Jedes Mal wenn Sie daraus trinken, wissen Sie nicht, wann Ihre Bosheit überschwappt. Schlimmer noch: Wenn Sie hinsichtlich der Vergangenheit negative Gefühle hegen, werden diese mit an Sicherheit grenzender Wahrscheinlichkeit zum Vorschein kommen, sobald neue Menschen in Ihr Leben treten – und zwar selbst dann, wenn Sie so tun, als hätten Sie diese Gefühle überwunden.

Sie haben Ihren früheren Partner früher einmal geliebt. Möglicherweise drehten sich all Ihre Träume und Pläne um ihn. Als die Träume Ihnen dann genommen wurden, hatten Sie das Gefühl, im Leben gestrandet zu sein. Sicherlich wollten Sie sich nie so allein fühlen. Daher kam es Ihnen möglicherweise sehr viel leichter vor, jemand anderem die Schuld an Ihren Qualen zu geben, als Verantwortung für sich selbst zu übernehmen und sich weiterzuentwickeln.

Und dennoch: Jemand, den Sie geliebt haben, hat Ihr Vertrauen missbraucht. Deshalb sagen Sie nun vielleicht, dass Sie diese Person hassen oder zumindest von deren Verhalten tief enttäuscht sind. Aber wenn Sie wirklich abscheulich finden, was sie Ihnen angetan hat, warum wollen Sie sich dann immer noch von ihr beherrschen lassen?

Dies aber wird geschehen – und zwar genau so lange, wie Sie Ihren bitteren Gefühlen die Herrschaft über Ihre Hoffnungen für die Zukunft einräumen.

Deshalb müssen Sie Ihren Expartner segnen. Allerdings *nicht* mit zusammengebissenen Zähnen oder indem Sie ein gezwungenes Lächeln aufsetzen, um Ihre Wut im Zaum zu halten. Sie müssen diesen Menschen wirklich von ganzem Herzen segnen und ihn gehen lassen. Sie müssen ihm das Allerbeste für sein Leben wünschen. Sie müssen sogar aufrichtig dankbar sein, wenn er ein besseres und zufriedeneres Leben mit einer anderen gefunden hat. Das müssen Sie tun, weil seine neue Lebenssituation am Ende vielleicht seine besten Seiten zum Vorschein bringt, und zwar selbst dann, wenn er nicht sein Bestes gegeben hat, Sie zu lieben.

Indem Sie diese Person gehen lassen, befreien Sie sich selbst, um auf eine wirklich freie Art lieben und geliebt werden zu können. Natürlich ist das nicht das Leichteste von der Welt. Vielen fällt es sehr viel leichter, sich an ihrem Zorn festzuhalten. Auf diese Weise müssen sie gar nichts lösen, sondern können sich weiterhin der Verbitterung und Selbstgerechtigkeit widmen.

Das Rezept gegen eine solche Form der Selbstzerstörung ist Freundlichkeit und Güte. Tatsächlich aber kann es uns recht schwer fallen, unsere Wut hinunterzuschlucken.

Erzählen Sie zunächst die Geschichte Ihrer Beziehung und all der Enttäuschungen, die der frühere Partner Ihnen bereitet hat. Beschreiben Sie, wie Sie von ihm verlassen, von ihm heruntergemacht wurden. Entfernen Sie nun das »Ich« aus der Geschichte. Und streichen Sie auch gleich all Ihren Groll, all die Bitterkeit, all das Verlangen nach Liebe oder Rache. Holen Sie diese Gefühle hervor, und wenn auch nur einen schmerzlichen Augenblick lang, um herauszufinden, was davon übrig bleibt. Es wird sich Ihnen ein Mensch zeigen, der, genau wie Sie, darum kämpft, seinen Weg zum Glück zu finden.

Beschreiben Sie anschließend all das, was Sie im Zusammenleben mit dieser Person gelernt haben.

Haben Sie das getan, denken Sie über die Bedeutung dieser Lehren für Ihr künftiges Leben nach. Danken Sie anschließend – von Herzen, aber nur in Gedanken – dieser Person (rufen Sie sie *nicht* an, schreiben Sie ihr auch *nicht*) für alles, was Sie durch sie gelernt haben. Die leichten Lektionen waren ein Segen; die schwierigen werden Ihnen dabei helfen, einen ähnlichen Schmerz für den Rest Ihres Lebens zu vermeiden. Beide Lehren sind Schätze, für die Sie Ihrem »Lehrer« danken und alles Gute wünschen sollten. Und schließlich ... sagen Sie ihm Lebewohl.

Dies ist *der* entscheidende Schritt, der Ihre Gefühle am wirkungsvollsten entgiften wird. Wenn Sie ihn unternehmen können, dürften Sie erkennen, dass Sie sogar nach den schlimmsten Trennungen, selbst nach jenen Augenblicken, in denen nichts als Wut, Trauer und Enttäuschung herrschten, die Erinnerungen an das, was an der gemeinsamen Zeit lustig, aufregend und bedeutungsvoll war, wertschätzen können. Dadurch werden Sie die stets liebende Zuversicht nähren, die zaghaft auf die Befreiung aus unser aller Herzen wartet. Diese haben Sie allein dadurch erreicht, dass Sie Ihren Expartner und seine schönsten Träume vom Glück gesegnet haben.

Tipp 26: Lieben Sie Fremde

Robert Mungerson, der bedeutende Psychotherapeut aus Chicago, wurde nicht müde, auf Folgendes hinzuweisen: »Am leichtesten ist es, mit Fremden über intime Dinge zu sprechen. Etwas schwieriger ist es schon, sich Bekannten ehrlich anzuvertrauen, die unsere Risikobereitschaft, etwas von uns preiszugeben, womöglich bestrafen. Und sehr viel schwieriger fällt es uns, gegenüber Freunden aufrichtig zu sein, denn der Preis hierfür besteht möglicherweise darin, dass wir eine uns wichtige Beziehung aufs Spiel setzen. Mit einem Partner offen über persönliche Dinge zu reden birgt das größte Risiko überhaupt.«

Das ist der Preis, den wir für eine Partnerschaft bezahlen und der allzu oft auch der Grund für deren Ende ist. Dennoch bleiben Nähe und Intimität und die liebevolle, bedingungslose Annahme eines Menschen, den wir zutiefst schätzen, Ziele, die die meisten seelisch gesunden Personen anstreben.

Nun, da Sie ihn gesegnet haben, wünschen Sie ihm natürlich alles Gute. Zugleich aber sprechen Sie ihn von jeder Verantwortung für Ihre eigenen Herausforderungen frei. Er ist jetzt auf sich allein gestellt, um zu lernen und zu tun, was er tun muss. Wenn Sie noch finanzielle oder Sorgerechtsfragen aushandeln müssen, können Sie dies jetzt ganz leidenschaftslos tun. Selbstbewusst und hartnäckig können Sie Ihre wohlverstandenen Interessen vertreten, genauso wie Sie es mit jedem anderen tun würden, mit dem Sie sich vielleicht auseinander setzen.

Die Lösung von Streitfragen darf niemals Ihre Selbstachtung und den Wert Ihrer Liebe beschmutzen. In Ihnen schlummert ein großer Reichtum, an dem Sie andere teilhaben lassen können, und viele neue Träume, die Sie nun verwirklichen müssen. Erinnern Sie sich daran, dass die Quelle Ihrer neuen Macht darin besteht, Liebe geben und nehmen zu können. Betreten Sie einfach ein Zimmer und lächeln Sie, aus dem Herzen heraus und mit hoch erhobenem Kopf. Und dann sehen Sie zu, was geschieht …

Wie gelingt uns das? Wie können wir so etwas überhaupt wagen?

Gibt es eine Möglichkeit, in Sachen Liebe wieder zur Schule zu gehen und zu lernen, mit dem Schmerz, den eine Zurückweisung oder ein Verlust mit sich bringen kann, besser umzugehen?

Mit einem Wort: Ja.

Liebesschule

Wir möchten Sie eindringlich bitten, bei nächster Gelegenheit einmal folgende Übung auszuprobieren. Sie kann Ihnen die Augen öffnen, Sie möglicherweise sogar glauben machen, in Ihnen schlummerten telepathische Fähigkeiten. Übrigens wissen wir nicht, ob Sie über diese verfügen oder nicht. Was diese Übung aber, korrekt durchgeführt, hervorrufen kann, ist das intensive Erlebnis, das entsteht, wenn man sich in die Gefühle eines anderen Menschen völlig unvoreingenommen hineinversetzt.

Wie schafft man das? Es ist ganz leicht: Lieben Sie Fremde. Keine Sorge, Sie werden sich keine Geschlechtskrankheit zuziehen – wir fordern Sie ja nicht auf, mit irgendwem Sex zu haben. Sie müssen nicht einmal reden. Sie sollen lediglich mit Blicken und mit dem Herzen lieben, im Geheimen. Nur Sie werden wissen, dass Sie jemanden lieben.

Alles, was wir möchten, ist, dass Sie sich an einem stark frequentierten öffentlichen Ort einen Platz suchen, an dem Sie still dasitzen können, ohne bemerkt zu werden. Allerdings sollte dieser »Beobachtungsposten« die Möglichkeit bieten, die Passanten mehrere Sekunden bis zu einer Minute lang problemlos zu beobachten.

Suchen Sie jemanden in der Menschenmenge, auf den Sie Ihre Aufmerksamkeit konzentrieren. Beobachten Sie seine Bewegungen und tun Sie dabei etwas, was Ihnen seltsam vorkommen mag: Lieben Sie die Person, die Sie beobachten. Sollte Ihnen das Ganze dadurch leichter fallen, dann denken Sie immer wieder: ›Ich liebe dich‹. Wenn Sie Erfolg haben, erleben Sie möglicherweise eine Weite in der Brust, als öffne sich eine Tür in Ihrem Inneren, während Sie sich insgeheim diesem Akt, einen Fremden zu lieben, aussetzen, selbst wenn er Sie überhaupt nicht bemerkt.

Wenn Sie diese Übung korrekt ausführen, so wie wir sie beschrieben haben, müssten Sie eigentlich sofort durch ein merkwürdiges Gefühl der Vertrautheit belohnt werden. Irgendwie werden Sie – bewusst oder unbewusst – spüren, was die Person, die Sie zu lieben beschlossen haben, in diesem Augenblick empfindet. Machen Sie sich darauf gefasst, dass mehr Menschen, als Sie erwartet haben, Traurigkeit, Isolation oder Einsamkeit ausstrahlen. Angesichts des eigenen kürzlich erlittenen Verlusts könnte es Ihnen sogar ein wenig Trost spenden, dass es vielen Menschen ähnlich ergeht wie Ihnen.

Machen Sie diese Übung so oft wie möglich, bis Sie einen Fremden rasch und mühelos, nach einem kurzen Blick, lieben können. Versuchen Sie dann, einen Freund oder eine Freundin zu beobachten, wenn er beziehungsweise sie Ihnen keine Beachtung schenkt. Wie groß ist Ihr Mut, ihn beziehungsweise sie zu lieben? Welche Ängste halten Sie zurück? Oder, wenn Sie Erfolg haben: Was erfahren Sie durch diese aktive Liebe über Ihren Freund beziehungsweise Ihre Freundin, was Sie bisher noch nicht gewusst haben?

Und stellen Sie sich auch vor, welch großes Vergnügen es Ihnen eines Tages bereiten wird, Ihre Liebesfähigkeit auf diese aufregend neue Art zu vervollkommnen. Und zwar mit jemandem, mit dem Sie wirklich all Ihre Gefühle teilen wollen.

Tag 27

Idealismus

Öffnen Sie Ihr Herz

Dass Sie sich noch immer verletzt fühlen, kann unter anderem an Ihrer »seelischen Zuckerkrankheit« liegen. Haben Sie sich von allzu viel süßer Sentimentalität ernährt? Um das herauszufinden, sollten Sie sich selbst testen: Glauben Sie, etwas besitzen zu müssen, das nicht mehr existiert?

Es ist ein zu schlauer Trick, dem Nichtvorhandensein von Dingen aus der Vergangenheit die Schuld am Vorhandensein Ihrer derzeitigen Schwierigkeiten zu geben. Zu schlau deshalb, weil niemand mit Ihnen streiten kann. Sie haben Recht: Was geschehen ist, ist geschehen. Schlimme Dinge sind passiert. Deshalb erscheint es Ihnen geradezu vernünftig, vor Risiken zurückzuschrecken oder aufzuhören, Neues zu lernen. Wie das Sprichwort sagt: »Gebranntes Kind scheut das Feuer.« Spielen Sie dieses Spiel hart genug, und niemand wird mit Ihrem verbitterten Geist streiten. Mit einer Ausnahme. Sie heißt »Vater«.

»Vater Zeit« natürlich.

Stellen Sie sich vor, Sie seien mit völligem Gedächtnisverlust gesegnet. Ohne Ihre Erinnerungen würden Sie jetzt keinen Schmerz mehr empfinden. Zugegeben, Sie wären auch total unwissend. Denn die Erinnerung ist bestenfalls ein zerbrechlicher Segen. Dennoch mag es so erscheinen, als wäre dies ein geringer Preis.

Doch Sie müssen ihn nicht zahlen. Diese Aufgabe wird Ihnen die Zeit abnehmen. Sie wird Ihre schmerzlichsten Erinnerungen löschen und Ihnen danach dabei helfen, die Bühne für neue Wahlmöglichkeiten zu bereiten. Gleichzeitig macht uns die Zeit auch erfahrener. Sie sagt: »Bleibe nicht für immer gelähmt, sonst wirst du Chancen, die sich ergeben können, verpassen.« Das ist ein beängstigender Gedanke. Oftmals deckt er jene nicht mehr bedeutungsvollen Beziehungen als hohl auf, mit denen unglückliche Menschen es vermeiden, sich der Tatsache zu stellen, dass ihre Liebe gestorben ist.

Wenn Sie eines Tages tatsächlich wieder eine Partnerschaft eingehen möchten und wirklich ein von der Liebe erleuchtetes Leben führen wollen, dann müssen Sie Ihre Liebe auf wahrhaft offenherzige Weise anbieten. Wenn der andere Sie aufrichtig lieben und Ihre Liebe in der Realität wurzeln soll, dann dürfen Sie *diese Person nicht brauchen*. Nur so können wir Menschen aufhören, uns wie erschreckte Tiere aufzuführen, was leider jedoch nur allzu oft geschieht. Durch Angst verscheuchen wir die besten Kandidaten, und zwar gerade dann, wenn wir auf sie zugehen möchten.

Die Schlachtfelder der romantischen Liebe sind übersät mit toten und sterbenden Ehen und Beziehungen. Wohin man auch blickt, überall liegen zerbrochene Herzen herum. Deshalb ist es leicht zu erkennen, warum Sie möglicherweise vor einer echten Bindung zurückschrecken – es fällt Ihnen eben schwer, von all diesen Kriegsgeschichten nicht gerührt zu sein.

Uns allen ist bekannt, wie viele Menschen am Ende einer Beziehung oder Ehe »durch die Hölle gegangen sind«. Aber selbst wenn Sie auf eine lange Vorgeschichte von Enttäuschungen zurückblicken – wie traurig wäre es doch, in diesen alten Kriegserzählungen stecken zu bleiben und so die Chancen zur Erkundung besserer Wege zu versäumen.

Gewöhnlich sind die Schurken in Ihren Kriegsgeschichten von der Liebe inzwischen aus Ihrem Leben verschwunden. Oft handelt es sich um Menschen, die Sie früher mal vielleicht geliebt haben, von denen Sie jedoch schließlich feststellten, dass Sie sie nicht besonders gut leiden konnten. Warum um alles in der Welt wollen Sie zulassen, dass diese »Fabelwesen« aus der Vergangenheit nun Ihr Leben beherrschen? Wenn Sie das tun, werden sie nämlich auch noch Ihre Zukunft bestimmen. Und Sie werden als Verlierer dastehen.

Unter den Opfern der Rosenkriege der Gegenwart kursiert eine weit verbreitete Legende. Diese Menschen träumen aber nicht mehr von einem märchenhaften Eheidyll: ein Haus, ein Ehepartner, ein Baby und ein Hund. Dieser schöne Traum gehört der Vergangenheit an. Die Geschichte, die man sich heute erzählt, hat tragische Untertöne. In ihrem Zentrum steht die verdrießliche Überzeugung, dass keine Beziehung die Partner für längere Zeit verlässlich belohnen kann. »Er wird nie genug Geld besitzen.« »Sie wird nie genug Selbstbewusstsein haben.« Und sobald er genug Geld besitzt beziehungsweise sie ihre Mitte gefunden hat, werden neue Ausreden erfunden.

Es erfordert heutzutage Mut, sich auf die Suche nach wahrem Glück zu begeben. Sie müssen sich auf etwas Größeres als Sicherheit festlegen. Es ist nicht notwendig, dass Sie sich an einen anderen Menschen binden. Doch Sie müssen sich *etwas* verpflichten. Wollen Sie das Glück gewinnen, dann führt kein Weg daran vorbei, eine Verpflichtung einzugehen. Wenn Sie sich auf ein Leben festlegen können, in dem Sie Ihre Liebe mit einem anderen Menschen teilen, dann werden Sie sie finden. Wenn Sie hingegen beschließen, Ihr Herz mit Zweifeln und Misstrauen zu vergiften, dann ist auch das eine Art von Verpflichtung. Leider wird das Leben Sie in diesem Fall aber »belohnen«, indem es Ihnen jede bedeutungsvolle oder freudige Beziehung vorenthält.

Sobald Sie aufhören, anderen die Schuld zuzuschieben, wird sich genau in dem Moment, da Sie Ihr Herz für die Liebe öffnen, Ihr Leben zum Besseren wenden. Dies wird auch der Augenblick sein, in dem Sie entdecken, sich nicht auf halbherzige Beziehungen beschränken zu müssen, die nur dazu führen, dass Sie sich leerer, lauer und bitterer denn je fühlen.

Ihre Beziehung wird mit an Sicherheit grenzender Wahrscheinlichkeit ins Stocken geraten, wenn Sie damit rechnen, dass der neue Partner Ihre alten Wunden heilt oder – schlimmer noch – die Fehler der anderen ausbadet. Diese Unschuldigen, diejenigen, die Ihnen Liebe schenken und im Austausch dafür Ihre Liebe empfangen wollen, treten dann möglicherweise als ahnungslose Charaktere in Ihren traurigsten alten Stücken auf. Und so geschieht, was geschehen muss: Diese Menschen, die neu in Ihr Leben gekommen sind, fallen Ihrer projizierten und unaufgelösten Wut auf eine Figur aus der Vergangenheit zum Opfer. So kann diese sich unter Umständen in ein Vehikel verwandeln, das, in der Gegenwart oder in der Zukunft, in guten Menschen das Schlechteste zum Vorschein bringt.

C. G. Jung hat einmal geschrieben, dass bei einer idealen Beziehung beide Partner im selben Meer schwimmen, dann aber an das jeweils eigene Ufer zurückkehren. Je mehr Sie in sich ruhen und das akzeptieren, was für Sie selbst wahr ist, desto weniger werden Sie sich bedroht fühlen, sobald Sie den anderen in einer wahrhaften und liebevollen Partnerschaft annehmen. Erst wenn Sie das Bedürfnis aufgeben, sich Sorgen darüber zu machen, was der Partner für Sie empfindet, haben Sie sich die Freiheit verdient, dem anderen Liebe zu schenken und Ihrerseits geliebt zu werden. Ist das nicht ein viel schöneres Gefühl, als eine Verbindung durch Manipulationen der Furcht und Angst zu erzwingen?

Stellen Sie sich Ihr Leben als einen geografischen Ort vor. Handelt es sich um ein warmes, sonniges Gestade, an dem jemand, den Sie anziehend finden, mit Ihnen zusammen sein möchte? Oder ist er zu einem dunklen Sumpf geworden, in den Sie andere locken, nur damit Sie ihn so abweisend halten können, wie Sie es vielleicht aus Gewohnheit tun? Welche einfachen Änderungen in Ihrer Lebenseinstellung können Sie herbeiführen, um Ihren Strand zu säubern und in einen angenehmen Ort voller Liebe und Unterstützung zu verwandeln? Dies können Sie auf jede selbst gewählte Art tun, und zwar ganz leicht, sobald Sie begreifen, dass Sie dazu bestimmt sind, ein erfülltes Leben voller Freude zu führen. Doch auch diese Erkenntnis stellt eine Verpflichtung dar, nämlich die Festlegung auf das Wissen, dass es Ihr Geburtsrecht ist, einfach glücklich zu sein. Sobald Sie dies verstehen und glauben, haben Sie Ihr »Gestade« bereits aufgeräumt.

Tipp 27: Ändern Sie den Maßstab

Zu den üblichen Vorgehensweisen, mit denen Sie die Trennung von Ihrem Expartner überwinden, gehört es, daran zu arbeiten, seine Bedeutung für Ihr Leben zu verringern. Schließlich wird dieser Mensch, der einst das Wichtigste in Ihrem Leben war, bald nichts anderes mehr sein als eine Erinnerung – und vielleicht noch nicht mal eine bedeutende.

Doch *Wissen* ist nicht das Gleiche wie *Fühlen*. Wie können Sie dafür sorgen, dass Ihnen diese Person nicht mehr so wichtig ist, und zwar sofort? Dieser »Verkleinerungs«-Prozess lässt sich unter anderem dadurch einleiten, indem man das Schlimmste probt; sobald Sie dazu bereit sind, werden Sie allmählich erkennen, dass die Dinge im Augenblick gar nicht so schlecht stehen. Sie können die Verhältnisse auch in ein rechtes Licht rücken, indem Sie sorgfältiger über Ihre Gedanken und Gefühle bezüglich bestimmter Dinge sprechen, jedoch ohne falschen Alarm zu schlagen, wodurch sich Ihr Gemütszustand vielleicht nur noch verschlechtern würde. Und schließlich können Sie die Vergangenheit durch eine Art ritueller Austreibung Ihrer Teufel hinter sich lassen.

Manche Leser können von einer Trennung vermutlich vollständig genesen, indem Sie einfach eine zutiefst persönliche Entscheidung treffen. Andere hingegen benötigen unter Umständen mehr Unterstützung, mehr Zeit, vielleicht sogar psychologische Beratung. Doch *was immer* erforderlich sein mag, damit Sie Ihr Herz wieder für das Lieben und Geliebtwerden öffnen, tun Sie es bitte so schnell wie möglich.

Malen Sie sich das Schlimmste aus

Wenn Sie Ihre frühere Partnerschaft noch immer als eine zwar schöne, aber verlorene Sache betrachten, sollten Sie sich das Schlimmste vorstellen. Malen Sie sich beispielsweise aus, Sie wären zu einer »Pflichtveranstaltung« eingeladen, bei der alle Leute, die Sie kennen und die Ihnen wichtig sind, ebenfalls anwesend sind. Auch Ihr Expartner ist da, in Begleitung einer anderen Person, offenbar Ihrer Nachfolgerin. Wie können Sie in dieser Situation mit Ihren Gefühlen der Peinlichkeit und der Eifersucht umgehen?

Stellen Sie sich diese Situation nun im Einzelnen vor. Malen Sie sich Ihre Reaktionen auf das Gespräch aus, das sich entwickeln könnte, wenn Ihr früherer Partner Sie Ihrer Nachfolgerin vorstellt. Entwerfen Sie ein geistiges Bild, in dem Sie sich vernünftig und würdevoll benehmen. Denken Sie sich einige wirklich geistreiche Antworten aus, mit denen Sie auf jede Bemerkung, die eine der anwesenden Personen macht, reagieren. Stellen Sie sich vor, auf wie viele Weisen Sie in dieser Situation »gewinnen«. Genießen Sie es, wie Sie sich aus allen Blickwinkeln als edle und tragische Figur sehen. Malen Sie sich aus, dass Ihre anwesenden Freunde und Angehörigen es sehr bewundern werden, wie gekonnt Sie sich auf dem gesellschaftlichen Parkett bewegen.

Schmücken Sie diese Fantasie aus, in allen peinlichen Details, sodass sie Sie schließlich tödlich langweilt. Wie lange dauert es, bis Sie erstens feststellen: »Das ist doch zu dumm! Aber wenn so etwas passiert, bin ich darauf absolut vorbereitet. Außerdem muss ich wirklich keine Angst vor irgendwelchem Schmerz haben.« Und zweitens: »Das ist doch zu dumm! Aber es langweilt mich und spielt sowieso keine so große Rolle mehr.«

Übrigens – wenn es tatsächlich einmal zu so einer Begegnung kommen sollte, konzentrieren Sie sich darauf, sich so höflich und korrekt wie möglich zu benehmen und dem Ganzen keine übermäßig große Bedeutung beizumessen.

Achten Sie auf Ihre Wortwahl

Erfahrene, vernünftige Reisende behaupten: Wenn ich auf zwei Beinen aus einem Flugzeug herauskomme, dann war es ein sehr angenehmer Flug. Diese Einstellung zeigt, dass die Art, wie wir über etwas sprechen, was uns widerfährt, bestimmt, wie wir darüber denken. »Turbulenzen? Kein Problem; wir sind doch sicher gelandet.« Sparen Sie sich »Es war ein schlechter Tag«-Äußerungen für Tage auf, an denen Sie in einem Krankenhausbett aufwachen.

Kurzum: Wählen Sie Ihre Worte sorgfältiger. Denn irgendjemand hört tatsächlich zu – und zwar Sie selbst. Wenn Sie sich einreden, der Verlust Ihres früheren Partners sei das Schlimmste, was Ihnen je im Leben zugestoßen ist, wird es Ihnen im selben Augenblick auch so vorkommen. Wenn Sie jedoch einfach sagen können, die

Trennung sei zwar anstrengend gewesen, dass Sie aber zuversichtlich sind, bald darüber hinwegzukommen, werden Sie sie schneller überwinden. Tatsächlich ist eine solch klare, einfache Ausdrucksweise sowohl bescheidener als auch vermutlich genauer, als wenn Sie vor sich selbst und anderen als Märtyrer dazustehen versuchen.

Rituelle Reinigung

Es gibt noch eine letzte Möglichkeit, die Trennung hinsichtlich ihrer Bedeutung zu minimieren: Verbrennen Sie Ihre Erinnerungen. Bewahren Sie *ein* Foto und *einen* Liebesbrief auf, und machen Sie mit allen restlichen Andenken an die frühere Beziehung eins von drei Dingen:

1. Schicken Sie sie – wenn Sie höflich miteinander verkehren und möchten, dass es so bleibt – der anderen Seite zurück. Benutzen Sie dies aber nicht als Vorwand, um die andere Seite wieder zu sehen. Den Versand kann mühelos die Post erledigen.
2. Denken Sie sich ein Ritual für sich selbst aus. Verbrennen Sie diese »Nicht-Andenken«, und werfen Sie die Asche in den größten nahe gelegenen See oder Fluss oder ins Meer. Beobachten Sie, wie diese Symbole der Vergangenheit langsam im Wasser versinken.
3. Werfen Sie die ganzen Sachen in den Mülleimer, ohne einen weiteren Gedanken daran zu verschwenden … »Hey! Da geht ihr hin! Geschieht euch ganz recht!«

Tag 28

Dankbarkeit

Ein Tag, um Dank zu sagen

Was für ein unerhörter Gedanke! Da hat man Ihnen das Herz gebrochen, und zwei Autoren, die Sie noch nicht einmal persönlich kennen, schlagen Ihnen vor, Danke zu sagen? Obwohl Sie noch dabei sind, sich von einer der großen Kränkungen in Ihrem Leben zu erholen? Da ist es doch wohl das Letzte, was Sie brauchen, dass Ihnen zwei bramarbasierende Schönredner sagen, Sie sollen dankbar sein!

Trennungen rufen gewöhnlich Schmerz oder Erleichterung hervor (»Puh! Bin ich froh, dass endlich Schluss ist!«). Doch bei den meisten Menschen, selbst bei jener Person, die den Partner verlassen hat, hat sich eine innere Leere aufgetan. Und wenn an die Stelle von Liebe und Freude ein seelisches Loch tritt, wird dieses nur allzu oft mit Verbitterung gefüllt. Wenn Ihre alte, vertraute Welt auf diese Weise auseinander gebrochen ist, erwartet man, dass Sie sich grämen und darüber klagen, dass nichts so läuft, wie Sie es möchten. Wofür soll ich denn dankbar sein? Ist doch sowieso alles egal!

Dennoch: Es gibt eine Theorie, derzufolge sich die Höflichkeit eines Menschen, seine persönliche Reife sowie die Umgangsformen, die damit einhergehen, am leichtesten daran ablesen lassen, ob er Danke sagen kann.

Im Gegensatz dazu gilt: Was immer wir vernachlässigen, ignorieren und geringschätzen, wird uns meist genommen. Das heißt: Oftmals liefert eine Trennung beiden Seiten gute Gründe, ihre Werte neu zu bestimmen, indem sie, vielleicht ehrlicher denn je, erklären, was sie wertschätzen und was nicht.

Nehmen wir einmal an, Sie hätten nicht nur Ihre Beziehung, sondern auch Ihren Arbeitsplatz und Ihr Zuhause verloren, nebst Ihrer Katze und Ihrem gesamten Einkommen. Das wäre mit Sicherheit eine verzweifelte Situation. Also, wie können Sie trotzdem noch Freude am Leben finden? Fällt Ihnen irgendetwas ein, das Sie wertschätzen?

Es fällt sicherlich schwer, Freude zu empfinden, wenn man sich mitten im Zustand der Panik befindet. Aber bleiben wir bei unserem Beispiel: Vielleicht besitzen Sie ja noch Ihre gute Gesundheit und die Liebe Ihrer Familie. Möglicherweise haben Sie die Zuneigung eines treuen Haustiers. Wahrscheinlich können Sie auch noch einen Spaziergang am Strand oder eine Wanderung in den Bergen unternehmen. Sie können für die frische Luft, für den neuen Tag, eine neue Chance und die Freiheit dankbar sein, zu einem neuen, schöneren Abenteuer aufbrechen zu können.

Diese Übung wird zwar bei jedem Einzelnen einen anderen Verlust wachrufen, der grundlegende Vorgang ist aber immer der gleiche. Weil Sie die wichtigsten Dinge, die Sie Ihres Erachtens besitzen oder besaßen, aufgegeben haben, sollten Sie das Bleibende erkennen können und zutiefst dankbar sein. Und zwar selbst dann, wenn es sich lediglich darum handelt, die Luft zu atmen oder ein Lächeln auszutauschen.

Wenn Sie auch in den kleinsten Dingen die ungeheure Größe dieses Geschenks erkennen, werden sich die positiven Folgen summieren. Allmählich wird sich Ihr ganzes Leben auf der Grundlage eines tieferen Bewusstseins dafür, was wertvoll ist, wieder aufbauen.

Ist also jetzt tatsächlich die völlig falsche Zeit, Dankbarkeit zu empfinden? Oder handelt es sich um einen absolut wunderbaren Augenblick, in dem Sie Ihre Dankbarkeit für das Geschenk des Lebens entdecken können? Vielleicht liegt der einzige vernünftige Weg darin, dem alten Selbst zu entwachsen und sich der einfachen Gaben bewusst zu werden, die Sie allzu lange als gegeben angenommen haben.

Sie wurden geboren, um Liebe zu geben und zu empfangen. Sie sind nach wie vor mit allem ausgestattet, was zur Liebe nötig ist. Es fehlt Ihnen nichts, und Sie können auf jede dem Menschen mögliche Weise lieben. Doch wenn Sie sich diesem Fundament Ihrer Existenz verschließen, wie sollen dann glücklichere Seiten je den Weg in Ihr Leben finden? Und was noch wichtiger ist: Wie wollen Sie dann erkennen, dass Sie *wirklich* vital und lebendig sind?

Ungeachtet dieser Überlegungen entsenden viele von der Liebe Enttäuschte unmissverständliche Warnungen: Sie misstrauen anderen Menschen, obgleich Sie sich dabei selbst höchst zerstörerisch vorkommen. In Wahrheit wollen wir alle auf irgendeine Art Liebe erfahren, aber zu viele von uns fühlen sich verloren und wertlos. Das Gefühl der Wertlosigkeit hat uns derart verletzt und verschreckt, dass wir uns hinter Feindseligkeit verschanzen. Zu viele Menschen sind im Alter ohne das, was wirklich zählt, verbittert, zum Beispiel, dass Sie Ihre Liebe nicht

Tipp 28: Öffnen Sie Ihren Notausstieg

Sicherlich ist Ihnen bekannt, was der Volksmund über Ihren schmerzlichen Verlust sagt, nämlich dass man »zwar davor weglaufen, sich aber nicht davor verstecken kann«. Dies ist nur zum Teil richtig. Sie können dreierlei tun, um ein wenig Distanz zu Ihrem Verlust zu schaffen:

1. Begeben Sie sich an einen Ort, den Sie nicht kennen und der Ihnen die Augen öffnen kann.
2. Suchen Sie nach Schönheit an neuen Orten und in neuen Wegen.
3. Lernen Sie Menschen kennen; sie können Ihnen dabei helfen, den Schmerz zu überwinden.

Kindern, Tieren oder irgendeinem »bedeutsamen anderen« zuteil werden lassen können. Und alles nur, weil ihnen die Demut, die innere Reife und die Kraft fehlt, die nötig sind, um den Blick gen Himmel zu richten und Danke zu sagen.

Wenn Ihnen diese Sätze bekannt vorkommen, dann sollten Sie aufhören, vor der Wahrheit davonzulaufen. Sie ist ganz einfach und lautet: »Liebe das Leben.«

Probieren Sie stattdessen folgende einfache Übung aus: Suchen Sie in den nächsten drei Minuten nach drei bedeutsamen Dingen, für die Sie zutiefst dankbar sein können. Haben Sie den Mut, diese zu finden und wirklich dafür zu danken? Diese einfachen Dinge, der Himmel, die Luft, ein Lächeln, bilden das feste Fundament Ihres künftigen Glücks.

Hier einige Gedanken, warum und wie Sie diese Vorhaben umsetzen sollten.

Neue Ansichten

Die Lernpsychologie vertritt die Auffassung, dass der Mensch mehr durch den Gesichtssinn als durch irgendeinen anderen Sinn lernt. Deshalb ist es an der Zeit, eine neue Betrachtung der Welt zu erlernen, und zwar ganz allein. Unternehmen Sie, sobald Sie können, Ausflüge an Orte, die Ihnen neue Perspektiven bieten. Wenn Sie es sich nicht leisten können, eine große Kreuzfahrt anzutreten, springen Sie einfach in einen Linienbus und fahren die ganze Strecke bis zur Endstation.

Möglicherweise stehen Ihnen keine Freunde zur Verfügung, die sich Ihnen anschließen können. Es ist aber überhaupt keine Schande, ohne Begleitung ein Museum, ein Konzert oder eine Theateraufführung zu besuchen oder übers Wochenende irgendwo hinzufahren. Oder ist es vielleicht an der Zeit, sich ein neues Hobby zuzulegen? Eine kürzlich durchgeführte Gallup-Umfrage ergab, dass es Menschen mehr Vergnügen bereitet, etwas zu lernen, als Geschlechtsverkehr zu haben oder in der Lotterie zu gewinnen. Und wenn man etwas Interessantes lernt, kann das außerdem die Aufmerksamkeit zumindest ein wenig vom Schmerz ablenken. Schreiben Sie sich in einen Kurs an der Volkshochschule ein, besuchen Sie öffentliche Vorlesungen und Vorträge oder leihen Sie sich in der Stadtbücherei ein gutes Buch aus.

Schönheitsalarm

Seien Sie aufmerksam auf Ihren Fahrten zu neuen oder auch alten Orten: Halten Sie die Augen offen auf Ihrer Suche nach schönen Dingen, spitzen Sie die Ohren. Die Schönheit ist einer der Wege, mit denen Gott uns zeigt, dass es ihn gibt. Auch wenn der Schein trügt, so bleibt Schönheit doch eine Quelle der Inspiration, die uns überall zur Verfügung steht (wenn man denn danach sucht) – und zwar gratis.

Damit Ihnen auf der Suche nach Schönheit nichts entgeht, sollten Sie immer einen Fotoapparat oder ein Fernglas bei sich tragen. Etwas zu fotografieren, das Sie schön finden, kann dazu beitragen, den Blick so zu schulen, dass er die Umgebung stets nach etwas absucht, das Sie in heitere Stimmung versetzen kann. Manchmal übersehen wir etwas Schönes, weil wir es früher versäumt haben, ihm Beachtung zu schenken. Wenn Sie das nächste Mal aus dem Haus gehen, horchen Sie doch einmal auf den Gesang eines Vogels, während Sie gleichzeitig die am Himmel dahinziehenden Wolken beobachten.

Öffnen Sie sich gegenüber Fremden

Sie werden erst dann bereit sein, eine neue Partnerschaft einzugehen, wenn Sie über die letzte hinweggekommen sind. Aber dass Sie »nicht mehr auf dem Markt« sind, bedeutet ja nicht, dass Sie keine neuen Leute kennen lernen sollen. Ganz im Gegenteil: Das Schließen neuer Freundschaften kann Ihr Selbstwertgefühl wiederherstellen helfen, und außerdem können diese Menschen Ihnen objektivere Antworten auf Ihre Probleme liefern als jene, die Sie aus der Zeit der früheren Beziehung kennen.

Wie aber sollen Sie neue Leute kennen lernen? Hierzu haben wir zwei Anregungen: Halten Sie sich von Bars und Nachtlokalen fern, und leihen Sie sich einen Hund aus. Warum? Weil viele Untersuchungen gezeigt haben, dass Hunde zu den besten »Eisbrechern« gehören, um mit Fremden in Kontakt zu kommen. Wie Forscher an der englischen Universität Warwick festgestellt haben, erleichtert ein Hund die Kommunikation zwischen zwei Menschen. Dabei spielt es keine Rolle, ob der Hundehalter oder der Hund schick oder schäbig aussieht – letzterer erhöht in jedem Fall die Chancen für zwischenmenschliche Kontakte. Hierzu schreibt die Autorin der Studie, Dr. June McNicholas: »Hierdurch lässt sich vielleicht auch leichter verstehen, warum von Besitzern von Haustieren häufig berichtet wird, sie seien gesünder als jene, die keine besitzen. Zwanglose soziale Kontakte können durchaus unser Wohlbefinden steigern und für Kameradschaft und ein Gefühl des sozialen Eingebundenseins sorgen.«

Ob Sie sich zu diesem Zweck nun einen Hund ausleihen oder kaufen – achten Sie vor allem darauf, jeden Tag mindestens mit einem Fremden oder einem neuen Bekannten zu plaudern. Nach einem Monat sind zwei oder drei von ihnen vielleicht zu Freunden geworden, die in Ihrem künftigen Leben eine große Bereicherung darstellen.

Tag 29

Vorbereitung

Eine Welt neuer Begegnungen

Dieses Buch hatte als erstes Ziel, Ihnen die Mittel an die Hand zu geben, die Sie zur Abwehr von Stress und Depressionen nach einer Trennung benötigen. Unser letztes Ziel ist es, Ihnen dabei zu helfen, die nötige Kraft und Energie zur Überwindung Ihrer Kränkung zu finden. Lassen Sie es uns noch einmal sagen: Sie können den Heilungsprozess nicht fördern, indem Sie sich unverzüglich in die nächste Beziehung stürzen. Sich zu schwören, fortan wie ein Mönch zu leben, in der Hoffnung, so etwas wie kontemplative Weisheit zu erlangen, dürfte für die meisten unserer Leser ebenso wenig Erfolg versprechend sein.

Wir möchten Sie lediglich eindringlich bitten, Ihre Beobachtungsgabe zu steigern, damit Sie bessere Entscheidungen treffen können – worin diese auch immer bestehen mögen oder wann immer Sie sie treffen. Manche von Ihnen mögen zum Beispiel ein so starkes Selbstwertgefühl haben, dass Sie schon bald wieder Verabredungen treffen und ausgehen. Solange das ausschließlich aus Gründen der »persönlichen Weiterbildung« geschieht, können sich daraus sehr lehrreiche Erfahrungen ergeben. Wenn wir eine Zeit lang in einer festen Beziehung gelebt haben, gehen uns häufig die zur Partnersuche erforderlichen Fähigkeiten verloren. Doch wenn die ersten Experimente misslungen sind, reagieren Sie möglicherweise verdrießlich auf die Kandidaten und das ganze Drumherum. Es ist ungefähr so, wie wenn man einen schlechten Film gesehen hat: Hinterher hat man eine Zeit lang überhaupt keine Lust mehr, ins Kino zu gehen.

Wenn Sie sich aber trotzdem in eine neue Beziehung stürzen, auch wenn Ihnen klar ist, sie ist nicht vollkommen, glauben Sie vielleicht, Sie könnten dadurch zwischen sich und Ihren Expartner eine gewisse Distanz legen. Manche Leute suchen sogar Zuflucht in Affären, weil sie ahnen, dass diese sie vor den Risiken schützen, die mit einer tiefer reichenden und anspruchsvolleren Zweisamkeit einhergehen. Lassen wir unsere eigene Meinung einmal beiseite – diesen Menschen möchten wir nur eins raten: Seien Sie auf der Hut! Ihre Wunden sind noch nicht ganz verheilt. Die Entscheidungen, die Sie jetzt treffen, können Ihre Genesung fördern oder behindern.

Wenn Sie Ihre Beobachtungsgabe gesteigert haben, müssten Sie eigentlich eine umfassendere, neue Sicht der Dinge gewinnen. Der größere Blickwinkel dürfte dazu beitragen, dass Sie neue günstige Gelegenheiten klarer erkennen. Einige davon können sich sehr rasch ergeben. Bei den besten wird es einige Zeit dauern, bis Sie diese erkennen. Damit wollen wir aber keineswegs sagen, Sie sollten sich nicht mit einem möglichen Partner verabreden oder die Gesellschaft anderer Menschen suchen. Sie sind ja kein kleines Kind mehr und verdienen es nicht, bestraft zu werden. Wir möchten Sie nur eindringlich darum bitten, im Hinblick auf Ihren gesellschaftlichen Umgang Ihre Maßstäbe zu wahren.

Schließlich aber werden Sie gelernt haben, sich als der zu definieren, der Sie sind, und nicht als der eine Partner, der an den anderen gebunden ist. Wenn Sie sich darüber freuen, werden sich Ihnen künftig größere Chancen bieten. Während Sie Ihre Trennung überwinden und sich erneut auf Partnersuche begeben, hier eine Checkliste, die Ihnen als eine Art Leitfaden dienen soll. Geben Sie all diesen Ideen genügend Zeit, damit sie »sacken« können:

1. Wie fühlen Sie sich? Mangelndes Selbstvertrauen lässt sich an den Augen ablesen. Es ist eine grausame Tatsache – aber fehlendes Selbstbewusstsein wirkt abstoßend. Begeben Sie sich erst dann wieder unter Menschen, wenn Sie sich ohne Mühe, erhobenen Hauptes und mit einem Lächeln unter ihnen bewegen können.

   Wenn Sie Verletzlichkeit ausstrahlen, könnte sich auch ein »Retter« zu Ihnen hingezogen fühlen. Dieser jemand kann Ihnen vielleicht seelischen Beistand im Tausch gegen Ihre Liebe geben. Aber seien Sie auf der Hut – wenn das Verhältnis auf einer solchen Art von Abhängigkeit gründet, kann dies unter Umständen Ihre emotionale Weiterentwicklung hemmen.
2. Wie sehen Sie aus? Achten Sie auf Ihr Äußeres? Haben Sie sich gehen lassen? Sollten Sie körperlich wieder in Form kommen oder sich eine neue Frisur zulegen?

   Wenn Sie nach außen ein nachlässiges oder gleichgültiges Bild abgeben, könnten sich Personen zu Ihnen hingezogen fühlen, die selbst nicht auf ihr Äußeres achten.

3. Auf welchem Wege lernen Sie Leute kennen? Wo suchen Sie? An welchen Orten unterhalten Sie sich gern mit Fremden? Besitzen Sie eine Liste mit Orten, die Sie mit Freunden aufsuchen können? Nutzen Sie eine Partnervermittlung?
4. Wie ist es mit Ihrer sozialen Kompetenz bestellt? Konnten Sie früher gut flirten? Können Sie es immer noch? Fällt es Ihnen leicht, zu lachen und andere Menschen zum Lachen zu bringen? Sehen Sie sich als jemanden, mit dem Sie gern zusammen wären? Oder wirken Sie ein klein bisschen verzweifelt?
5. Üben Sie, jeden Tag in der Woche neue Freundschaften und Bekanntschaften zu schließen. Oft gehen die besten Partnerschaften aus echten Freundschaften hervor.
6. Wenn Sie sich in einer Beziehung nach mehr Tiefe und Bedeutung sehnen, sollten Sie versuchen, zunächst die eigenen Gefühlsbedürfnisse zu befriedigen, anstatt die Erwartungen, die der Partner möglicherweise hat.
7. Seien Sie kein »Lustmolch«. Halten Sie sich fern von superschnellen Affären. Suchen Sie nicht einfach nur nach jener Erregung, die mit Eroberungen einhergeht. Wenn Sie sich Hals über Kopf verlieben und das Interesse an dieser so genannten Liebe ebenso schnell wieder verlieren, drehen Sie sich am Ende im Kreis, anstatt sich persönlich weiterzuentwickeln. Erkennen Sie, worin Sie wirklich Erfüllung finden, und arbeiten Sie geduldig auf dieses Ziel hin.
8. Bevor Sie überhaupt in Betracht ziehen, sich erneut zu verlieben, sollten Sie ein Gefühl dafür entwickeln, wohin der andere Sie möglicherweise führt. Spüren Sie das Herz und die innere Schönheit dieser Person auf, ehe Sie irgendetwas anderes versuchen.

9. Suchen Sie nach Liebe an vielen neuen Orten und in vielen neuen Wegen. Möglicherweise sind Sie ja früher immer wieder gekränkt worden, weil Sie in jeder neuen Beziehung die gleichen Fehler begangen haben. Und der Umstand allein, dass irgendjemand positiv auf Ihre Annäherungsversuche reagiert, bedeutet nicht, dass er gut zu Ihnen passt. Die romantische Liebe mag zwar etwas Wunderbares sein, es ist aber ziemlich schwer, gekonnt mit ihrem Zauber umzugehen.
10. Lassen Sie den neuen Partner nicht für Ihre alten seelischen Traumata bezahlen. Suchen Sie nicht nach einer neuen Liebe, die Ihre alten Übel heilen soll. Das ist nicht die Aufgabe des anderen, sondern Ihre eigene.
11. Lernen Sie, Verluste schneller abzuschreiben. Haben Sie Ihre emotionalen Koffer gepackt und neben der Tür stehen, bis Sie absolut sicher sind, dass Sie den Richtigen gefunden haben. Wenn Sie bei jemandem kein gutes Gefühl haben, trennen Sie sich schnell, aber so anmutig wie möglich. Andernfalls werden Sie den Preis bezahlen und weiteren Schmerz bewältigen müssen.
12. Brüsten Sie sich nicht mit den Narben aus einer früheren Beziehung. Möglicherweise ziehen neue Kandidaten aus Ihren Äußerungen nur den Schluss, dass Sie ein typisches Opfer sind, und suchen das Weite.
13. Nehmen Sie, wenn Sie allein und entspannt sind und Ihre Abwehr nicht so stark ist, eine Bestandsaufnahme Ihrer Gedanken und Gefühle vor: Das ist Ihr wahres Ich, die Person, die Sie anderen zeigen sollten, wenn Sie bereit sind, aktiv nach einem passenden Partner zu suchen.

14. Geben Sie anderen eine Chance, aber ignorieren Sie nicht die eigenen Instinkte und Intuitionen. Entwickeln Sie einen guten Spürsinn, vor allem für die eigenen Bedürfnisse. Gestehen Sie es sich frühzeitig ein, falls Sie beide zu einem späteren Zeitpunkt vermutlich vor unversöhnlichen Meinungsunterschieden stehen werden. Auch wenn die Liebe am Anfang stark zu sein scheint, können ungelöste Konflikte ihr Fundament am Ende dennoch untergraben.

Dann stellt sich noch die Frage nach der Schönheit und dem Charakter. Natürlich ist Schönheit etwas Oberflächliches, dennoch können ihre Reize im wahrsten Sinne des Wortes unter die Haut gehen. Aber wie bereits der Spiegel zu Schneewittchens Stiefmutter sagte – Schönheit kann zur Fratze werden, wenn sich ein kaltes Herz darunter verbirgt. Unsere Kultur und unsere Gesellschaft überschätzen in der Regel unseren visuellen Appetit und unterschätzen unsere Wahrnehmung der inneren Schönheit und des guten Charakters. In real existierenden Partnerschaften ist diejenige, die bei Schönheitswettbewerben auf dem zweiten Platz landet, oft die Schönste im Inneren. Und vergessen Sie nicht: Äußere Schönheit verwelkt mit der Zeit, während ein feiner Charakter zur Weisheit erblühen kann.

Sind Sie gewillt zu lernen, sich zu entspannen und die Spiele zu akzeptieren, die wir im gesellschaftlichen Miteinander spielen? Sind Sie außerdem willens, das Wagnis einzugehen, andere an Ihrer Wahrheit teilhaben zu lassen, um so neue Chancen zur persönlichen Weiterentwicklung zu entdecken?

Tipp 29: Warum Angst vor der Zukunft haben?

Stellen Sie sich Ihre Gedanken als einen Rennwagen vor. Manchmal rasen sie derart schnell, dass sie für den Fahrer gefährlich werden können. Manchmal sausen sie auch mit einem solchen Irrsinnstempo von Punkt A zu Punkt C, dass Sie nicht einmal bemerken, dass Sie auf dem Weg nach C an Punkt B vorbeigekommen sind.

Warum kann eine solche Raserei Sie verletzen? Ganz einfach: Weil sie Ihnen gestattet, Ihre wahren Erfahrungen zu leugnen. Das vielleicht beste Beispiel für ein solches Verhalten ist, wenn Sie Gefühle zum Ausdruck bringen, die von Gereiztheit bis Wut reichen. Wie ist es dazu gekommen? In den meisten Fällen haben Sie die Ursache Ihrer Verärgerung wahrgenommen und sich danach sofort Ihrem Zorn überlassen. Wobei Ihnen vermutlich nicht einmal bewusst war, dass Sie auf Ihrem Weg zur Wut an zwei anderen Gefühlen vorbeigekommen sind:

- dem Bewusstsein Ihrer Verletzlichkeit; der Möglichkeit, dass diese neue Entwicklung, die Sie selbst verursacht haben, nun Ihr Selbstwertgefühl zu untergraben droht, und …
- der Angst, die bewirkt, dass Sie alles Mögliche empfinden, von Unsicherheit bis zu panischem Schrecken.

Nur zu. Gehen Sie unter Menschen. Obgleich Sie noch weit davon entfernt sind, sich erneut zu verlieben, sollten Sie doch neue Formen des Umgangs mit anderen suchen, die Ihnen aufrichtig Freude bereiten.

Machen Sie, falls nötig, kleine, sichere Schritte, so wie ein Kind, wenn Sie sich wieder ins gesellschaftliche Leben hinauswagen. Lernen Sie neue Leute kennen, indem Sie zunächst unter vertrauten Menschen und auf zwanglosen Treffen verkehren. Diese ersten, positiven Schritte in die Gesellschaft können sich, fast auf Anhieb, in Freundschaften auszahlen. Eines Tages entschließen Sie sich vielleicht, auf dem Feld der Liebe wieder etwas zu riskieren, aber erst müssen Sie wieder »festen Boden unter den Füßen haben«. Und erst dann werden Sie auch klügere Entscheidungen fällen können.

Welche Form Ihr künftiges Glück annehmen wird – das entscheiden Sie ganz allein. Sie sind der Künstler, der Ihr künftiges Leben »malt«. Schenken Sie sich die Freiheit, die Sie brauchen, um die eigene Schönheit zu finden.

Im Grunde liegt es oft (immer?) an unserer Angst, dass wir »die Nerven verlieren«. Was wir wirklich verloren haben, zumindest im Augenblick, ist unser Glaube an die Zukunft. Wie entsteht eine solche Gefühlslage? Nun, betrachten wir einmal Ihre Lebensumstände: Sind Sie wütend auf den früheren Partner? Dabei ist es gleichgültig, ob Sie derjenige sind, der den anderen verlassen hat, oder derjenige, der verlassen wurde; denn in den meisten Fällen hat Ihr Zorn viele jener Verhaltensweisen geschürt, die zur Trennung geführt haben – und dem, was nun daraus folgt.

Welche Ängste fördern die Wut, wenn eine Beziehung endet? Betrachten wir ein paar Beispiele. Wir schlagen

Ihnen vor, dass Sie sich, während wir diese Befürchtungen benennen, ehrlich folgende Frage beantworten: Wie viele dieser Besorgnisse erkennen Sie bei sich selbst?

- »Ich werde vor anderen und vor mir selber wie ein unattraktiver Trottel dastehen.«
- »Der Schmerz, den ich im Augenblick empfinde, erschüttert mich stark. Ich habe das Gefühl, als ob er meine emotionale Entwicklung für den Rest meines Lebens behindert.«
- »Wie konnte ich nur so dumm sein? Ich traue mir nicht einmal mehr eine Entscheidung darüber zu, wem ich noch vertrauen kann.«
- »Ich bin finanziell ruiniert. Von den materiellen Verlusten infolge der Trennung erhole ich mich nie wieder.«

Wenn Sie das Angstspiel wirklich auf die harte Tour spielen wollen, könnten sich Ihre Botschaften auch so anhören:

- »Keiner wird mich je wieder lieben. Ich habe die besten Jahre meines Lebens vergeudet.«
- »Ich werde auf der Straße landen / mutterseelenallein sein / einen Einkaufswagen in der Gegend umherschieben, der alles enthält, was ich besitze …«

Wir bestreiten nicht, dass Trennungen solche Folgen haben können. Allerdings dürften Sie bemerken, dass all diese Ängste um mögliche *künftige Ereignisse* kreisen, die *noch nicht stattgefunden haben*. Und die auch nicht stattfinden müssen.

Kurzum: Viele Befürchtungen im Zusammenhang mit Beziehungen sind vermutlich real nicht vorhanden – noch nicht. Es handelt sich um Dinge, die sich ereignen können oder auch nicht. Ob es zu solchen Entwicklungen kommt, hängt möglicherweise davon ab, was wir unternehmen, um sie zu verhindern. Nein, wir können nicht alles im Griff haben, was uns widerfährt. Doch wenn Sie Ihr Bestes geben, um dem, wovor Sie Angst haben, aus dem Weg zu gehen, versetzt Sie dies vielleicht in die Lage, die schmerzlichen Dinge, die Sie fürchten, zu vermeiden.

Was sagt das also über Ihren Zorn? Im Grunde, dass Ihre Wutanfälle in der Regel überflüssig sind; denn in ihnen kommt die Angst vor einer Folge zum Ausdruck, die nicht ganz real ist, zumindest noch nicht. Und dass Sie dieses Resultat vielleicht vermeiden können, wenn Sie einen klaren Kopf behalten und sich mit Ihrer Verletzlichkeit und Ihren Ängsten konfrontieren, ehe Ihnen die »Sicherungen durchbrennen«.

Mit dieser Vorgehensweise könnten Sie am Ende eine erkleckliche Summe an Scheidungsanwaltshonoraren sparen. Oder sie könnte Ihnen zumindest helfen, das Gesicht zu wahren, bis die nächste große Liebe kommt.

Tag 30

Erneuerung

Zum Abschluss

Welch großartige Chance bietet sich Ihnen jetzt! Welch wunderbares Abenteuer erwartet Sie! Hier sind Sie, wiedergeboren im Lichte der neuen Einsichten, die Ihr Leben sehr viel erfüllender und beständiger machen und Ihnen neue Kraft schenken werden. Sogar liebevoller, wenn es ein nächstes Mal geben wird. Was für aufregende Aussichten, einfach nur am Leben zu sein!

Spüren Sie es?

Nein? Oh, nun ja, dann sind Sie wohl noch nicht ganz an diesem Punkt angelangt. Aber dort *waren* Sie schon einmal, oder glaubten es jedenfalls, als Sie v-e-r-l-i-e-b-t waren. Als Sie die L-I-E-B-E, die süße Liebe spürten, dieses zauberhafte, nichtmedizinische Allheilmittel, diesen ewigen Hunger, der gestillt werden will. Und natürlich, vergessen wir nicht das bewusstseinsverändernde Fließen der Endorphine. Da kann nicht einmal Schokolade mithalten, nicht ganz. O ja, das war schön! Und würden Sie dieses Gefühl nicht gern noch einmal erleben, wo Sie doch eine so schlimme Suchtperson sind …?

Nehmen Sie Vernunft an, nur für einen Augenblick, und denken Sie darüber nach, was Endorphine tatsächlich bewirken können. Diese Botenstoffe des Gehirns entsprechen der pharmazeutisch hergestellten »Glücksdroge« Morphin, und sie bewerkstelligen das, wozu andere ähnliche Substanzen imstande sind: Sie kaschieren den Schmerz. Doch man sollte die Liebe nicht als Mittel zum Überdecken von Schmerz missbrauchen. Denn tut man dies, verliert sie schließlich ihre schmerzlindernden Nebenwirkungen. Und Sie werden in eine schlimmere Gemütsverfassung geraten, als Sie es waren, bevor Sie diese süchtig machende Droge entdeckten.

Und dann werden Sie feststellen, dass Sie nicht L-I-E-B-E, sondern *S-C-H-M-E-R-Z* empfinden.

Liebe erreicht alle, die Narren wie die Weisen. Zu viele Menschen tappen in die Falle, zwischen seliger Weltvergessenheit und Enttäuschung und Frustration wild hin und her zu schwanken. Für diese verzweifelten Seelen gibt es kein glückliches Ankommen. Ihre Glückseligkeit kommt ihnen – solange sie währt – wie die vollkommene Liebe vor. Wenn Sie sich in einem solchen Gefühlszustand befinden, beharren Sie vielleicht darauf, wenngleich mit trübem Blick (aber natürlich ganz schmerzfrei), dass dies eben die wahre Liebe sei, ohne Wenn und Aber. Später jedoch, wenn die Feuer der Glückseligkeit zu Asche verbrannt sind, stellen Sie fest, dass nichts mehr da ist, obwohl Sie sich doch nur nach Liebe sehnten. Wer kann erklären, warum sie gestorben ist? Aber das kann doch gar nicht sein, sagen Sie sich, denn *Der Liebe ist kein Ding unmöglich.*

Das kann sie in der Tat: alles. Doch zunächst müssen Sie sie in all ihren vielfältigen Ausdrucksformen und Kostümierungen erkennen, wenn sie Ihr Herz durchströmt.

Es ist nun an der Zeit, anhand dieser Erkenntnisse Ihr Verständnis hinsichtlich der Frage zu erweitern, was die

Tipp 30: Der Garten des Herzens

Erinnern Sie sich noch, wie es war, als Sie sich in Ihren Expartner verliebt haben? Ihr Herz war bereit für eine Liebesaffäre. Der Kern Ihres Wesens war offen für Romantik. Solange die Romanze dauerte, wurden Sie von der Liebe genährt. Als diese dann starb, allmählich oder plötzlich, merkten Sie, dass Sie eine Beziehung pflegten, die keine Früchte mehr trug. Ihre Liebesgefühle konnten Ihre emotionalen Bedürfnisse nicht mehr befriedigen.

Es dauert eine Weile, bis Sie den Garten Ihres Herzens für eine neue Pflanzung vorbereitet haben – und noch länger, bis eine neue Beziehung Wurzeln schlagen kann. Schlimmer noch: Wenn Sie sich auf eine Affäre einlassen und gleichzeitig so tun, als wären Sie einer anderen, lange bestehenden Liebe treu, verringert dies die Chancen, dass Ihre zweite, geheime Beziehung ein Leben lang halten wird, und zwar, weil Sie in der ersten nicht aufrichtig waren.

Liebe wirklich ist. Und dadurch müssen Sie nie wieder nach Liebe suchen, denn Sie können sie jeden Tag finden, in allem, angefangen vom Lachen eines Kindes bis hin zur Liebkosung des Windes.

In diesem Buch geht es um viel mehr als nur darum, von einem Liebesschmerz geheilt zu werden; es geht darum zu lernen, sich durch Verluste nicht so tief verletzen zu lassen, sowie um Wege, Ihren Geist und Ihren

Körper auf ein viel kräftigeres Niveau zu heben, als Sie es je erlebt haben. Darum, Ihnen Kraft und Energie zu schenken – aber nicht, um Wettbewerbe oder Spiele zu gewinnen, sondern einfach um einer Liebe willen, die frei ist von Angst, von Schuld und von Scham.

Manche Menschen beschließen, nach einem einmaligen oder mehrfachen allzu schmerzlichen Scheitern, es vollständig aufzugeben, eine Liebesbeziehung zu nähren und zu pflegen. Wir haben keine Probleme mit dieser Entscheidung. Frauen sagen möglicherweise, dass sie es leid seien, anderer Leute Unterwäsche zu waschen; Männer erklären vielleicht, sie hätten es satt, immer wieder in die Reinigung geschickt zu werden. Sagen Sie, was immer Sie wollen, solange Sie für die Heilkraft der Liebe in zumindest einigen ihrer vielfältigen Formen offen bleiben, kann man Romanzen als verzichtbare Bestandteile in Ihrem Rezept zum Glück betrachten.

Aber die meisten Menschen entscheiden sich eben doch dafür, neue Liebesbeziehungen zu pflegen. Die Hoffnung stirbt zuletzt: Laut Angaben des US-amerikanischen Amtes für Volkszählung gehen 64 Prozent aller geschiedenen Frauen eine neue Ehe ein. Bei Männern ist die Zahl fast ebenso hoch. Und viele derjenigen, die sich scheiden lassen, heiraten am Ende den früheren Ehepartner ein zweites Mal. Von den Wiederverheirateten lässt sich allerdings auch einer von vieren wieder scheiden.

Wie man so sagt: Auf den richtigen Zeitpunkt kommt es an. Wann sollten Sie damit beginnen, Ihren Garten wieder anzulegen?

Für die meisten Menschen ist der Zeitraum von dreißig Tagen einfach zu kurz, um schon daran denken zu können, erneut auf Partnersuche zu gehen. Wir nehmen an, dass Sie mittlerweile nicht mehr versuchen, Ihren Expartner zu treffen oder mit ihm zu sprechen. Und wie zu hoffen ist, haben Sie auch die Heulkrämpfe und das Kissenschlagen, mit denen Sie Ihrer Wut Luft gemacht haben, überwunden. Doch einer neuen Liebe werden Sie sich erst dann wieder wirklich öffnen können, wenn Sie dem ehemaligen Partner gegenüber keine Grollgefühle mehr hegen.

Damit Sie mit einem möglichen neuen Partner eine positive, gesunde und produktive Verbindung eingehen können, müssen Sie sich wieder im eigenen Leben wohl fühlen. Sie dürfen sich nicht wie ein Opfer benehmen, das durch einen Biss in eine der unreifen Früchte der Liebe vergiftet wurde. Erst dann, wenn es Ihnen *wirklich* besser geht, können Sie sich ernsthaft auf die Suche nach einem neuen Partner begeben. Bis dahin sollten Sie sich nur ganz unverbindlich umschauen. Weil die besten Kandidaten über genug Sensibilität verfügen werden, um Ihre negative Einstellung zu bemerken, kann es sein, dass Sie am Ende die guten verscheuchen. Und das wiederum verstärkt möglicherweise nur Ihren seelischen Schmerz.

Sich auf die Suche nach einem neuen Partner zu machen, kann ein Abenteuer oder furchtbar anstrengend sein. Wenn Sie vorhaben, auf Partnersuche zu gehen, um sich Ihre Mutter vom Leibe zu halten oder mit den Kollegen im Büro mitzuhalten, vergessen Sie's! Sagen Sie den Freundinnen, die Sie verkuppeln möchten, sie sollen warten. Halten Sie sich an der Seitenlinie auf, bis Ihr Magen eine emotionale Achterbahnfahrt verträgt. Vergewissern Sie sich, dass Ihr Sinn für Humor in einem Topzustand ist. Sie werden ihn brauchen, wenn Sie wieder einen echten Partner suchen.

Woran erkennen Sie, dass Sie wirklich bereit sind? Fragen Sie sich als Erstes, ob Sie inzwischen eine Zurückweisung akzeptieren können, ohne darin einen Dolchstoß mitten ins Herz zu sehen. Fragen Sie sich, ob Sie mittlerweile so klug sind, sich nicht mehr mit jemandem einzulassen, der in einer festen Beziehung lebt. Bringen Sie es fertig, mit neuem Interesse an der Liebe darüber zu sprechen, was in Ihrer letzten Partnerschaft schief ging? Wer wirklich etwas für Sie übrig hat, ist da vielleicht neugierig. Können Sie dieses Interesse akzeptieren und mit dem Verstand darauf reagieren? Schaffen Sie es, Meinungsverschiedenheiten mit jemand Neuem positiver und produktiver zu nutzen als mit Ihrem ehemaligen Partner? Können Sie aus den Fehlern in der früheren Beziehung lernen und es beim nächsten Mal besser machen?

Fertigen Sie eine Liste an, wie Sie dies alles erreichen wollen. Legen Sie die Liste an einen Ort, an dem Sie sie wieder finden, und lesen Sie sie erneut durch, wenn es nötig ist.

Können Sie jemandem auf freundliche und positive und trotzdem ganz ehrliche Weise sagen, dass Sie wirklich keine feste Beziehung eingehen möchten? Ihn zurückweisen, ohne ihn zu kränken? Sind Sie bereit, mit dem ängstlichen Gefühl umzugehen, jemand könnte derart gut aussehend, so ungeheuer anziehend sein, dass er vielleicht wirklich über eine Art von Macht verfügt, Ihre Gefühle zu beeinflussen? Wie groß ist Ihre Angst vor der Liebe? Können Sie es sich leisten, Ihr Herz für einen neuen Liebessamen zu öffnen? Sind Sie wirklich bereit, die Liebe eines anderen anzunehmen? Oder müssen Sie immer noch jemanden bestrafen, weil er die Unverschämtheit besitzt, sich für Sie zu interessieren?

Sind Sie verwirrt? Trösten Sie sich mit dem Wissen, dass Sie das Glück immer noch finden können. Sollten Sie nach wie vor einen gewissen Schmerz verspüren, dann suchen Sie Trost in der Erkenntnis, dass es nicht nur Ihnen so ergeht. »Einmal allein, immer allein?« Nein: »Die Zeit heilt alle Wunden.«

Um den seelischen Schmerz zu bewältigen, der Sie noch immer plagt, richten Sie sich bitte weiterhin nach unseren Übungen und Tipps. Wenn Sie weder die Zeit noch die Geduld hatten, alle zu befolgen, blättern Sie zurück, nun, da Sie etwas ruhiger geworden sind, und probieren Sie sie noch einmal aus. Ihre fortgesetzten Bemühungen werden Ihr Leben zum Besseren wenden.

Sehen wir einmal von Ihrem Schmerz ab: Auch wenn die Trennung Ihnen zunächst wie das Schlimmste erschienen ist, was Sie *jemals* durchgemacht haben, dürften Sie sie inzwischen schon ein wenig besser verstehen. Und begreifen Sie bitte auch Folgendes: Ihr Verlust und dessen Überwindung sind Teil eines natürlichen Prozesses. Es handelt sich um notwendige Bestandteile des Kreislaufs der Zerstörung und der schöpferischen Wiedergeburt, die unsere seelische Ganzheit und unsere Gesundheit erst hervorbringen. Wundern Sie sich also nicht, wenn Sie – eines Tages – im Rückblick auf diese Zeit erkennen, dass sie sehr viel bedeutsamer und letzten Endes lohnender war als jene Erlebnisse und Erfahrungen, die Ihnen aus Ihrer Liebesbeziehung in Erinnerung geblieben sind.

Liebe und Verlust, Verletzung und Genesung gehören zu den eindrucksvollsten Lernmitteln, die uns der Schöpfer des Lebens geschenkt hat. Akzeptieren Sie den Kreislauf dieser Gefühle; geben Sie Ihrem Leben einen neuen Sinn. Jetzt ist der Zeitpunkt gekommen, Ihr Herz vom Gewicht des Verlusts zu befreien und aufs Neue den Heilkräften der Liebe zu vertrauen, die Sie stets umgibt.

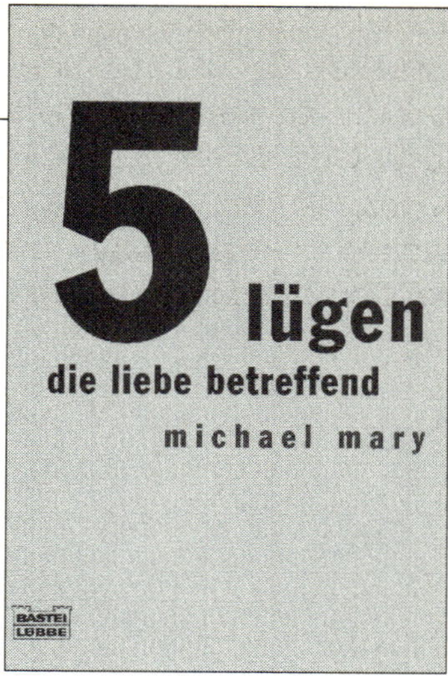

Leben Sie in einer Langzeitbeziehung?
Vermissen Sie die Leidenschaft?
Möchten Sie zuerst die gute oder die schlechte Nachricht hören?

Okay, zuerst die gute: Sie sind ganz normal. Und die schlechte? Dauerhaftes Liebesglück, ewiges Begehren mit möglichst immer dem selben Partner – das ist nichts als ein schöner Traum, der früher oder später an der täglichen Beziehungsrealität zerbricht.
Bissig und provokativ deckt Michael Mary die fünf wichtigsten Liebeslügen auf, die Langzeitpaare verunsichern und belasten. Mit diesem (Anti-) Ratgeber zeigt er, dass Partnerschaften ganz andere Werte haben und welche Lösungen Paare mit Gelassenheit und Toleranz finden können.

ISBN 3-404-60512-8

BASTEI LÜBBE